CONTRIBUTION A L'ÉTUDE

du

DÉLIRE ALCOOLIQUE

(HALLUCINATION DE L'EAU)

PAR

Le Dr André MOREAU

D^r l'Université de Paris

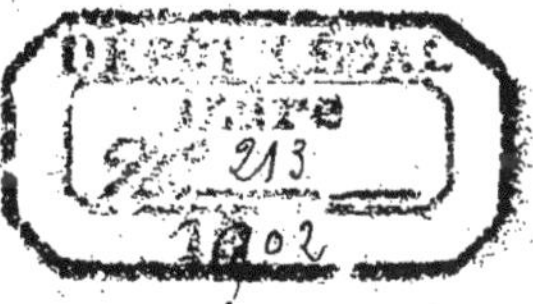

PARIS

VIGOT FRÈRES, ÉDITEURS

23, PLACE DE L'ÉCOLE-DE-MÉDECINE, 23

1902

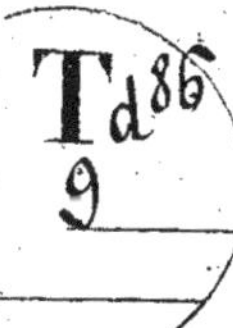

CONTRIBUTION A L'ÉTUDE

du

DÉLIRE ALCOOLIQUE

(HALLUCINATION DE L'EAU)

PAR

Le Dr André MOREAU

De l'Université de Paris

———

PARIS

VIGOT FRÈRES, ÉDITEURS

23, PLACE DE L'ÉCOLE-DE-MÉDECINE, 23

—

1902

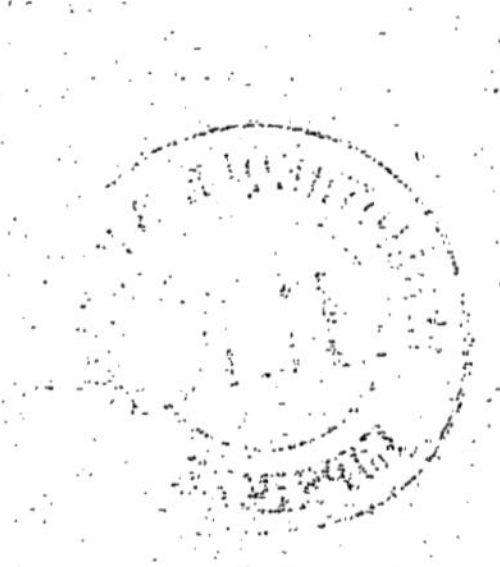

A LA MÉMOIRE DE MON ONCLE

A MES PARENTS

Hommage de mon affection

A MES AMIS

M. LE PROFESSEUR RAYMOND

Membre de l'Académie de Médecine,
Professeur de clinique des maladies nerveuses
à la Faculté de Médecine de Paris.
Médecin de la Salpêtrière,
Officier de la Légion d'honneur.

INTRODUCTION

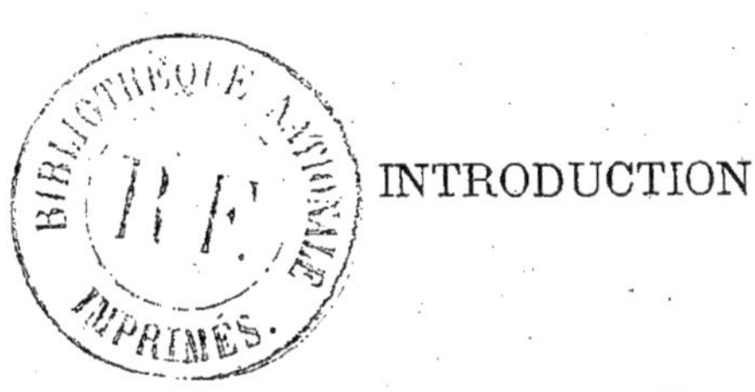

Plus que jamais à l'heure actuelle, par les progrès qu'il fait dans le monde entier et les croisades qu'il a suscitées contre lui, l'alcoolisme est à l'ordre du jour.

Parmi les vaillants, parmi ceux que la lutte n'a jamais trouvés las, dans le cœur desquels le découragement n'a pu trouver place, nous tenons à citer M. le docteur Legrain. On sait la campagne ardente qu'il a menée et et mène encore contre cette plaie de notre société vieillissante, et il n'est guère de semaines où il ne porte en des conférences toujours goûtées, la bonne parole, à Paris ou en province.

Dans son service de Ville-Evrard, dans lequel nous avons été accueilli avec cette affabilité, qu'aucun de ceux qui l'ont approché ne saurait contester, nous avons trouvé, grâce à ses indications, le sujet de notre thèse.

Le « délire alcoolique » a été étudié et bien étudié avant nous ; sa physionomie clinique a depuis longtemps été tracée de main de maître et citer les noms de Lasègue, Lancereaux, Klippel, etc... est suffisamment dire.

Nous avons pu toutefois relever assez fréquemment
un syndrome jusque-là peu étudié, une nouvelle interprétation délirante chez les éthyliques, « l'hallucination de
l'eau » dont l'exposé et la pathogénie feront l'objet de cette
« contribution à l'étude du délire alcoolique ».

Dans un premier chapitre nous jetterons un coup d'œil
d'ensemble sur ce délire, dans un second nous étudierons
les délires toxiques et leurs rapports avec le précédent,
dans un troisième nous ferons l'exposé clinique du syndrome de l'eau, dans un quatrième, ayant préalablement
établi le caractère onirique du délire éthylique à base
hallucinatoire, nous verrons ce que sont les hallucinations en général et dans le rêve en particulier ; enfin dans
un cinquième nous terminerons en recherchant dans
quelle catégorie d'hallucinations nous devons classer cette
nouvelle interprétation délirante.

Qu'il nous soit seulement permis d'envoyer à tous ceux
qui furent nos maîtres le témoignage de notre sincère
reconnaissance :

A nos professeurs de l'Ecole de Médecine de Poitiers
d'abord puisqu'ils furent les premiers à nous guider dans
la voie que nous avons suivie et surent nous rendre moins
pénibles les premières difficultés auxquelles nous nous
sommes heurté. Nous avons été heureux cette année
d'apprendre la nomination de M. le docteur Delaunay
au décanat, c'est la récompense méritée d'un dévouement sans borne aux étudiants, et à la prospérité de
l'Ecole.

A Paris nous avons eu l'honneur de suivre les services
de MM. les docteurs Marfan, Budin, Brault et

Huchard. De tous nous avons conservé tout ensemble le souvenir d'un enseignement clair et pratique et celui d'une inaltérable bienveillance. De leurs leçons et de leurs actes il nous est clairement apparu que la pratique de l'art médical ne doit pas seulement reposer sur un fonds de science nécessaire mais aussi à l'égard des malades sur beaucoup de pitié et non moins de dévouement.

M. le professeur Raymond a bien voulu nous faire l'honneur d'accepter la présidence de notre thèse ; nous le prions de croire à notre gratitude.

Nous devons à notre ami Henri Guiard, ancien interne de M. Legrain, actuellement celui de M. le docteur Garnier, médecin en chef de l'infirmerie spéciale du dépôt, la plupart de nos observations ; nous aimerons à nous en souvenir.

CHAPITRE PREMIER

Le Délire alcoolique

L'intoxication alcoolique peut se manifester de deux
façons différentes : immédiatement après l'ingestion d'une
quantité plus ou moins considérable de vin ou d'alcool
suivant que l'individu est ou non prédisposé (et l'ensemble
des phénomènes observés constituent l'ivresse), ou bien
après un certain nombre d'années pendant lesquelles un
homme chaque jour a régulièrement consommé des
boissons alcooliques et ne s'aperçoit de son intoxication
profonde qu'à l'occasion d'un accès de « delirium tremens »
amené par des causes occasionnelles variables (ingestion
plus considérable d'alcool, traumatismes, chutes, maladies infectieuses et coliques hépatiques) (1).

On le voit, l'ivresse est la manifestation d'une intoxication subite, aiguë mais passagère, après laquelle
l'individu se retrouve à peu près comme devant, tandis
que le délire alcoolique est celle d'une intoxication lente

(1) Observation VI. Lire Klippel. De l'origine hépatique de certains
délires alcooliques.

mais plus dangereuse, éclatant brusquement à son heure après des années, et laissant au malade, après son passage, un état général très défectueux.

La bouffée délirante chez l'alcoolique chronique se manifeste à la façon de ces éruptions volcaniques soudaines, surprenant dans leur quiétude trompeuse les habitants d'alentour ignorant du travail intérieur qui s'opérait près d'eux, éruptions dont les désastres sont presque toujours irréparables.

Sous l'influence de l'excitation générale, la force musculaire de l'homme ivre s'accroît, ses yeux brillent, sa figure est gaie, sa physionomie resplendissante, n'offre aucune trace de souci ou d'inquiétude. Les idées arrivent pressées, abondantes, d'où un bavardage inepte, des discours sans liaison. « Alors, dit J. Frank, chacun découvre avec candeur, sincérité sans dissimulation ses mœurs et son caractère. La gaieté se transforme en une joie extravagante, le courage en témérité ; l'homme colère s'irrite, frappe ou mord, l'homme passionné embrasse et soupire, la tristesse (car le vin parfois est triste) « se traduit en soupirs et en larmes ». C'est l'observation de tels faits qui a permis de formuler jadis le vieil adage : « in vino veritas »

Exubérance, gaieté, franchise, durée relativement courte terminée en général par le sommeil et le retour à la santé, tel est le résumé de l'intoxication aiguë.

Dans une description dont tous les traits sont empruntés à des observations par lui recueillies, le docteur Huss a tracé la manière dont procède un homme pour arriver à l'intoxication chronique et groupé les principaux symptômes qui se succèdent alors.

Un homme de 30 ans par exemple contracte l'habitude d'absorber chaque jour six ou huit « petits verres » d'eau-de-vie, de rhum ou de liqueurs diverses, sans jamais verser dans l'ivresse. Pendant cinq ou six ans de ce régime sa santé ne paraît pas altérée mais ce laps de temps écoulé, à l'occasion d'une ingestion plus grande d'alcool, d'une émotion violente, d'une maladie infectieuse (grippe, pneumonie), il a du délire, des hallucinations. Une fois guéri il veut reprendre son travail mais il s'aperçoit, qu'après un ouvrage appliqué, ses mains tremblent ; d'habile ouvrier il en devient un médiocre ; prenant à nouveau de l'eau-de-vie « pour se donner du nerf » suivant l'expression populaire, loin de s'améliorer son état s'aggrave. Sa langue devient tremblante, il hésite en parlant. (A l'infirmerie du dépôt nous avons pu voir un malade obligé de cesser son métier de « bonisseur » dans une baraque de foire, métier dont il s'acquittait merveilleusement, uniquement à cause d'une dysarthrie grandissante de la langue, il prenait en moyenne douze absinthes par jour.)

Plus tard le sommeil est agité, troublé par des rêves ; souvent à ce moment, le malade (nous pouvons lui donner ce titre) ressent avant de s'endormir des fourmillements dans les pieds ou les jambes, des contractures dans les mollets. Peu à peu le fourmillement se prolonge dans la journée, et, devenant de plus en plus intense, jette le malade dans une agitation toute spéciale. Le tremblement des mains s'accentue, les jambes vacillent quand le malade reste debout, commence à marcher ou a fait une longue course. Le système musculaire est frappé d'asthénie, les genoux ploient sous le poids du corps, les objets tombent des mains.

Les troubles de la sensibilité suivent une marche analogue mais sont plus sensibles aux extrémités inférieures ; l'anesthésie est moins marquée dans les parties supérieures. Le malade est sujet à des vertiges plus ou moins fréquents.

Les troubles digestifs sont aussi marqués ; ce sont des vomissements chaque matin, du dégoût pour les aliments, une sensation de tension douloureuse à l'épigastre, un amaigrissement assez rapide.

Il a fallu évidemment, pour composer un semblable tableau, la réunion et la succession imaginaires, chez un même individu, de tous les accidents qui en réalité se groupent diversement. On ne trouvera pas chez un alcoolique quelconque toutes ces phases se succédant fatalement, et régulièrement pas plus que chez un autre malade on ne constatera la présence et la succession de tous les symptômes énumérés dans les traités de pathologie au sujet de l'affection dont il peut être atteint : « Il n'y a pas de maladie, il n'y a que des malades ».

Nous n'avons pas encore parlé des troubles de l'intelligence, mais, comme tous les autres appareils, plus profondément touchée encore, celle-ci n'échappe pas à la néfaste influence de l'alcool.

« De même que l'animal soumis à l'intoxication alcoolique, dit M. le professeur Magnan (1), l'homme, au bout

(1) De l'alcoolisme.

de peu de temps, change de caractère, se montre irritable, inquiet, impressionnable, n'a plus de sommeil. Il devient le jouet d'illusions et d'hallucinations, et, lorsqu'après des excès répétés, il dépasse la limite de saturation, ou qu'il est soumis à quelque autre cause d'excitation, il est pris d'un accès de délire alcoolique. »

« Les phénomènes intellectuels, dit un peu plus loin le même auteur, consistent surtout en troubles hallucinatoires, exceptionnellement de nature gaie, presque toujours au contraire, ainsi qu'on l'a remarqué depuis longtemps, de nature pénible, éveillant des craintes de toute espèce pouvant déterminer des impressions morales dont la plus légère serait l'étonnement et la plus forte une terreur profonde. » (Marcel, De la folie causée par l'abus des boissons alcooliques. *Thèse*, Paris, 1847, p. 12.)

Quelques-uns semblent vouloir échapper à cette règle, mais, même chez ceux-là, les idées les plus riantes arrivent à créer le délire le plus triste et le plus pénible. C'est l'histoire de ce soldat qui avait fait son service militaire en Afrique. Au début de son délire, il voyait des femmes superbes, des danseuses, des fleurs merveilleuses, des lumières, entendait de la musique, et son visage souriant exprimait le contentement, contentement de peu de durée, car bientôt des fleurs et des arbres sortaient des serpents, les femmes faisaient place à des lions et à des bêtes affreuses, les lumières à des incendies, et la musique se transformait en un tapage aussi discordant qu'infernal. Ce caractère pénible se trouve marqué d'une façon très nette dans toutes nos observations, mais particulièrement dans notre observation III, où R... a été tellement impressionné par ses visions qu'il a dû allumer et laisser sa bougie allumée toute la nuit pour s'y soustraire.

Un second caractère, que Lasègue a bien mis en évidence, est la mobilité de ces mêmes hallucinations. Tout ce qui fait en effet l'objet de ces perceptions délirantes et illusoires des alcooliques, hommes, choses ou animaux, se meut, se déplace, en raison directe, peut-on dire, de la mobilité et de la rapidité des idées et des actes du malade « qui, effrayé, anxieux, inquiet de cette fantasmagorie, intervient toujours de façon très active » (1).

Un autre fait remarquable est que ces hallucinations ont souvent pour base, pour point de départ, les occupations professionnelles des malades ou les préoccupations dominantes au moment de l'accès. Il nous a été donné d'observer, à l'hôpital maritime de Rochefort, des soldats revenant des colonies qui, sitôt leur débarquement, se livraient à toute sorte d'excès et nous arrivaient dans un état délirant plus ou moins accentué; dans leur délire, ils voyaient les indigènes des pays qu'ils avaient traversés, croyaient se battre avec eux ou s'imaginaient être de leur part l'objet des pires tortures. C'est, au hasard de nos observations, L..., garçon de lavoir, dont la femme rapporte qu'il voyait tous les objets dont il se servait dans la journée; Lem..., fabricant de papier d'émeri, éprouvant la sensation qu'on lui passait de cette poudre sur la tête, qu'on lui en jetait dans son lit, etc.

(1) Magnan, De l'alcoolisme.

M. Magnan cite un marchand de quatre saisons qui voyait à terre pousser tout autour de lui des échantillons variés de la flore potagère et s'efforçait de ne pas les écraser. C'est un charretier dont la voiture ne pouvait démarrer, dont les chevaux s'abattaient sur lui ; un menuisier qui voyait les madriers et les planches contenues dans son atelier tomber sur lui et l'étouffer ; une fille publique ayant des idées obscènes et assistant à des scènes lubriques rappelant son triste métier.

Ces hallucinations suivant les dispositions du sujet, ne donnent pas lieu aux mêmes réactions, et, suivant les idées prédominantes de l'individu, le délire qu'il présente peut prendre la forme maniaque, mélancolique ou stupide.

Une observation empruntée à M. Magnan et que nous reproduisons ici indique bien les différentes modalités de ces trois formes de délire avec cette particularité qu'elles se sont succédé chez le même sujet.

OBSERVATION

D... Anastasie, 45 ans, couturière, fait depuis longtemps des excès de boisson. — Depuis longtemps déjà elle éprouve des maux d'estomac et rend souvent le matin de la pituite blanche, quelquefois jaunâtre et verdâtre comme de la bile. La perte de l'appétit, le malaise de l'estomac et une soif vive la poussaient à boire et à abuser dans les derniers temps de l'eau de mélisse des Carmes. Depuis 3 mois, le sommeil est mauvais ; elle entend le bruit de la fusillade, des soldats pénètrent dans sa maison pour la tuer ; elle se lève, prend la lumière, regarde de tous côtés, puis se rassure, se met au lit disant à sa fille : « Que je suis bête, je croyais qu'il y avait quelqu'un ».

La lumière une fois éteinte, avec l'obscurité les hallucinations reviennent : elle essaie d'abord de porter son attention sur d'autres objets, elle ferme les yeux et s'efforce de dormir, c'est en vain. Tout à coup elle entend la voix de ses parents, les gémissements et les cris de sa fille qu'on entraîne. Elle s'élance hors du lit, heurte violemment les meubles, court à la fenêtre et l'on parvient à grand'peine à la maintenir, le délire persiste jusqu'au matin, elle voit des fantômes, des oiseaux, des trames de fil viennent se poser sur son visage, les serpents glissent sur son lit, elle voit des incendies, elle entend un bruit épouvantable dans la rue où l'on assassine ses parents. Elle reste dans un état d'angoisse inexprimable jusqu'au jour, où les hallucinations sans disparaître complètement laissent quelques instants de repos.

A son arrivée à l'asile (Sainte-Anne, 2 avril 1872) elle est en proie aux hallucinations les plus variées : tous les sens sont le siège de troubles hallucinatoires si nombreux que l'on *trouve chez elle en quelque sorte le délire de plusieurs alcooliques* : elle se montre tantôt maniaque, tantôt mélancolique, tantôt stupide et en quelques heures elle se montre sous ses divers aspects.

Vue : Elle voit des toiles d'araignées sur le mur, des cordages, des filets avec mailles qui se rétrécissent et s'allongent, au milieu se montrent des boules noires qui se renflent, diminuent, prennent la forme de rats, de chats qui passent à travers les fils, sautent sur le lit, disparaissent ; puis elle voit des oiseaux, des visages grimaçants, des singes qui courent, s'avancent, rentrent dans la muraille ; sur la fenêtre dans la salle elle aperçoit des poulets qui s'enfuient et cherche à les attraper ; sur tous les toits des maisons voisines apparaissent des hommes armés de fusils : à travers un trou du mur elle aperçoit le canon d'un revolver braqué sur elle ; elle voit des incendies de tous les côtés, tout s'écroule et elle voit massacrer son mari et ses enfants. — Un instant après les arbres semblent danser et sont couverts de globes de toutes couleurs qui reculent, grossissent et diminuent, par moments d'immenses feux colorés éclairent l'horizon.

Ouie : Elle entend les voix de sa fille, de son mari qui crient au feu, à l'assassin ; on l'injurie, on l'appelle crapule, vache... on la menace, elle doit y passer, on a déjà coupé ses enfants en morceaux, on va tout brûler, elle entend les cloches, la musique, des chants, puis un bruit confus.

Odorat : Elle sent, dit-elle, le soufre, le vitriol ; ses draps sont empoisonnés, sa couverture sent le pourri.

Goût : Ce qu'on lui donne est aigre, gâté, on veut l'empoisonner, ça a un goût de vitriol, quelque chose qu'elle ne peut pas dire, le poison.

Sensibilité générale : Elle sent des piqûres sur le ventre, quelque chose de pesant sur la peau, une bête froide et mouillée se traîne sur ses cuisses, elle lui plonge un dard dans la chair. Elle sent des mouvements en dedans des jambes, les griffes d'un animal dans le dos.

Forme maniaque : La malade très agitée, couverte de sueurs, sans cesse en mouvement, porte la main sur son corps, sur les murs, dans le vide, poursuit des êtres imaginaires, répond, crie, appelle, veut ouvrir les portes, les fenêtres, se cache, se défend, est dans un état maniaque des plus accusés.

Le pouls est large, mou, régulier ; langue blanche ; tremblement des bras et des jambes.

Forme mélancolique : Les troubles hallucinatoires persistent toute la nuit ; la malade dans un état d'anxiété extrême est effrayée, pleure et gémit.

Forme stupide : Pendant quelques heures, elles ne bouge plus, ne répond à aucune question, reste immobile, se laisse déplacer, ne fait aucun mouvement pour se débarrasser de la salive qui emplit sa bouche et coule sur sa lèvre. Elle urine

Magnan, De l'alcoolisme, page 55 et seq.

sous elle et reste dans un état complet de stupeur. Le lendemain dans la journée la malade est inquiète et remuante. Elle dort quelques heures la nuit suivante.

Les phénomènes généraux qui accompagnent la manifestation des perceptions délirantes ne sont pas toujours identiques, parfois très bénins, ils peuvent aussi se terminer par la mort.

C'est pourquoi Lasègue réservait le terme « d'alcoolisme subaigu » pour les accidents d'intoxication alcoolique chronique peu graves et celui de delirium tremens pour ceux s'accompagnant de fièvre intense, de sueurs abondantes, de tremblement continu et de tout le corps, d'insomnie opiniâtre, d'analgésie remplaçant bientôt l'hyperesthésie, de sputation, d'excitation telle que les malades ne parviennent pas à exprimer une idée en entier, tant la succession de celles-ci est rapide, d'où un délire plus confus, plus incohérent que jamais : excitation qui porte le malade à accomplir tous les actes possibles de violence pour se dérober à la vision effrayante de ses hallucinations. Il peut se précipiter devant lui, incapable de rien voir, de réfléchir aux dangers qu'il court, se lancer sur un mur, se jeter à l'eau ou par une fenêtre prise pour une porte, afin de mettre une barrière entre ses ennemis et lui. Si l'on veut alors l'arrêter, le protéger contre lui-même, il voit dans la personne qui cherche à le secourir un nouvel ennemi et cherche à le frapper. Parfois, il tente de se soustraire à ses hallucinations, par la mort volontaire, ou cherche à tuer ses pseudo-persécuteurs. Il est alors d'autant plus à redou-

ier qu'il ne suffit pas de se tenir à l'écart pour se préser-
ver de ses coups.

A de tels malades, on mettait autrefois et récemment
encore la camisole de force. Pratique détestable et contre
laquelle on ne saurait trop mettre en garde. De nombreux cas de mort pendant l'accès peuvent êtré attribués
à cette manière de faire.

Plus que jamais, à ce moment-là, le malade a besoin
de dépenser son activité ; son agitation doit être respec-
tée comme source d'élimination, si on l'entrave, on se
fait en quelque sorte complice du toxique.

Cette influence néfaste de la camisole est si évidente
dans le cas qui nous occupe, qu'aujourd'hui son emploi
est complètement tombé en désuétude dans les asiles. Il
est même exceptionnel de voir à l'infirmerie du dépôt des
alcooliques amenés camisolés, grâce aux instructions qui
ont été données aux commissariats de police et aux
agents.

CHAPITRE II

Le délire alcoolique et ses rapports avec les délires toxiques.

Nous rencontrons un délire analogue à celui dont nous venons d'exposer les principales manifestations dans beaucoup d'autres affections, provoquées, soit par l'absorption de poisons ingérés pour des causes diverses, soit par une intoxication microbienne, soit enfin par une auto-intoxication. Leur caractère commun consiste surtout à présenter des troubles hallucinatoires.

Parmi les premiers auxquels on a donné le nom d' « exogènes » pour les bien différencier de ceux endogènes, c'est-à-dire élaborés dans l'organisme ou non éliminés par les filtres naturels, nous citerons, d'après le travail de M. le docteur Legrain. Les poisons de l'intelligence, en première ligne :

L'absinthe : Ses effets sont bien connus depuis les travaux de Magnan, Laborde, Motet ; mélangée à l'alcool des boissons elle donne une physionomie caractéristique à l'alcoolisme. « Elle provoque l'épilepsie avec vertiges et attaques, épilepsie identique à l'épilepsie essentielle ;

elle entraîne d'emblée, ou tout au moins avec la plus grande rapidité, la production de phénomènes délirants suraigus avec hallucinations extrêmement intenses, mobiles et terrifiantes surtout de la vue, bien avant que l'alcool n'ait eu le temps d'exercer son action (1). »

L'ivresse de la belladone et de l'atropine est assez gaie au début mais bientôt survient de la difficulté de parler, de la photopsie, du délire. Les gestes deviennent abondants, des hallucinations pénibles de la vue et de l'ouïe succèdent au rire et à la gaieté.

Ce sont des symptômes non moins impressionnants que ceux de l'intoxication par le datura : les hallucinations sont constantes, pénibles, extrêmement mobiles. « Elles affectent particulièrement la vue (flammes rouges, incendie, êtres fantastiques, sujets effrayants qui se meuvent injurient, attaquent). » La terreur se peint sur le visage du malade et lorsque parfois le délire s'accentue, il lutte, mord, arrache et déchire ses vêtements : on croirait assister presque à un accès de delirium tremens.

Et le tableau clinique varie peu avec les accidents causés par la glycérine, le sulfure de carbone, la jusquiame, le lecheguana, le chloroforme, le chloral, la quinine et l'éther. Moins pénibles sont toutefois les hallucinations causées par cette dernière substance, et au sujet des rêves professionnels, des hallucinations qu'elle engendre, « chacun, dit Beluze, peut rêver d'un paradis répondant à ses désirs personnels ».

Avant de passer aux délires provoqués par les intoxi-

(1) Legrain. Loc. cit.

cations microbiennes et auxquels on a donné le nom de
« délires fébriles », il nous semble juste de placer ici
une remarque. Il semble que ce qualificatif de fébriles ait
été mis là pour indiquer un rapport de cause à effet
entre la fièvre et l'incohérence, l'hyperidéation, qui constituent le délire, alors que seuls les microbes ou plutôt
leurs toxines sont à incriminer, la fièvre n'étant elle-
même que la résultante et la manifestation de la lutte
entre l'organisme et l'élément envahisseur. Il est encore
une remarque à faire : beaucoup de maladies microbiennes sans fièvre ou à fièvre insignifiante présentent
les mêmes troubles cérébraux.

Parmi celles dont l'agent microbien nous est connu, au
premier plan nous pouvons citer la fièvre typhoïde, la
pneumonie, les fièvres intermittentes, l'infection puer-
pérale, etc. ; nous ne saurions mieux faire ici que de
laisser la parole à M. le docteur Legrain : « Dans un
grand nombre de pyrexies, produites par de véritables
intoxications d'origine microbienne, on note fréquemment des troubles cérébraux dont l'intensité est parfois
très considérable.

« Cependant il est rare de rencontrer un délire à pro-
prement parler ; c'est une hyperidéation, un flux de
paroles incohérentes, des conceptions plus ou moins fantastiques se traduisant au dehors par une série de mouvements appropriés et qui paraissent incohérents eux-
mêmes parce qu'ils procèdent d'idées sans suite. C'est
une sorte de rêve à l'état de veille. Dans ces états la
conscience est toujours obscurcie mais à des degrés
divers. Tantôt, par analogie avec l'accès de delirium tre-

mens, l'attention du malade est tournée exclusivement vers ses conceptions délirantes ; il vit retranché du monde extérieur ; mais une simple appellation, une inter pellation brusque parvient à détourner son attention ; il répond alors avec netteté aux questions, puis il reprend le cours de sa rêvasserie ; mais dans ce cas même il est rare que le malade ait conscience de son état. Dans d'autres cas, généralement graves, cas dans lesquels s'observent des troubles généraux sérieux, sécheresse de la langue, carphologie, soubresauts des tendons, ataxo-adynamie, la conscience a totalement disparu ; les sollicitations les plus énergiques ne produisent aucun effet : le malade est plongé dans une sorte de prostration dont il ne sort que pour marmotter des propos incohérents.

« En général les délires fébriles, à moins de cas très graves et souvent mortels, ne s'accompagnent pas de délire des actes ; le malade reste couché sur le dos, fait de rares mouvements avec ses bras, ramasse ses couvertures ; parfois il se met sur son séant paraissant suivre des yeux des objets qui se déplacent ; quelquefois il sort de son lit, déplace des objets et cherche à s'habiller. Mais dans d'autres circonstances, on assiste à un véritable accès de manie suraigu avec délire furieux ; les malades crient, jurent, tempêtent, gesticulent, rien ne peut les maintenir en repos ; des hallucinations nombreuses, particulièrement de la vue les captivent ; souvent ils ont des hallucinations terrifiantes, aperçoivent des flammes, des massacres comme le *délirant alcoolique*. On les voit se jeter brusquement sur leur entourage, chercher à frapper ou à se frapper ; de nombreux accidents arrivent ainsi de ce fait ; s'ils trouvent une fenêtre ouverte, ils se précipitent dans le vide. Tel est l'aspect que présentent certains délires graves de la fièvre typhoïde, de la pneumonie, du rhumatisme à forme cérébrale. » Il est facile de reconnaître à cette description sommaire certains traits du délire alcoolique.

L'analogie n'existe-t-elle pas aussi avec les troubles intellectuels observés dans les diverses auto-intoxications ? qu'ils soient engendrés par résorption intestinale de produits toxiques dus aux multiples transformations des aliments, ou par rétention dans l'organisme de toxines, de sécrétions éliminées à l'état normal, qu'il y ait dans ce dernier cas insuffisance ou annihilation complète des émonctoires. C'est seulement dans les cas graves, au cours d'une intoxication prolongée, que survient le délire. Comme le délire alcoolique, il est diffus, incohérent, sans systématisation, s'accompagnant, dans certains cas, d'hallucinations pénibles.

« La forme délirante de l'urémie par exemple ne saurait comporter une description d'ensemble, tout peut être et a été observé. Tantôt c'est un délire tranquille et doux avec marmottements, confusion dans les idées ; tantôt un véritable accès de manie aiguë (Lasègue). Parfois c'est une gaieté exubérante avec des propos incohérents ou des hallucinations rappelant celles du délire alcoolique (mobiles, pénibles, professionnelles). En réalité il existe un véritable désarroi de la pensée ; les manifestations délirantes, absolument protéiformes appartiennent toutes au type maniaque et reflètent les habitudes, les passions. les occupations professionnelles des individus (1). »

Ce qui fait le trait d'union entre ces diverses formes délirantes, qu'elles soient d'origine toxique ou infectieuses c'est leur caractère onirique. Il y a déjà longtemps que Lasègue en parlant du délire alcoolique disait de celui-ci : « Ce n'est pas un délire mais un rêve. » Depuis Toulouse (1893) a rapproché les délires fébriles des maladies infectieuses du délire alcoolique.

Au congrès de Clermont, en 1894. M. Régis disait que le délire était une sorte de rêve, un rêve pathologique, que le rêve n'était pas un caractère du délire mais que le délire lui-même était un rêve et ce rêve, ainsi que nous le disions à l'instant, est pathologique. En résumé ce que l'on nomme délire des maladies aiguës n'est qu'un rêve, un rêve somnambulique par instants.

Cette constatation est pour M. Régis, l'occasion d'une généralisation : ce délire-rêve est le délire de toutes les intoxications, auto-intoxications et infections. Il a traduit cette pensée sous forme d'axiome dans cette phrase : « L'état de rêve est la caractéristique psychique des délires infectieux et toxiques. »

Allant plus loin encore il identifie le délire des hystériques aux délires toxi-infectieux étant donné que l'on peut provoquer cet état de rêve chez les toxi-infectés par les moyens qui servent à obtenir l'hypnose chez les hystériques. A titre de curiosité seulement nous citerons ces paroles de M. Régis.

(1) Legrain. Poisons de l'intelligence, p. 70.

« Nous nous étions demandé s'il ne serait pas possible d'arriver à hypnotiser les malades atteints de délires infectieux, toxiques, et en cas de succès, si ces malades ne recouvreraient pas dans leur sommeil artificiel le souvenir perdu de leur délire. Mettant cette idée à exécution, nous avons été assez heureux dans quelques cas pour mettre les sujets en état d'hypnose et, chaque fois, le souvenir perdu de l'accès reparaissait dans l'état hypnotique pour disparaître à nouveau au réveil. Un ancien paludéen, faisait à chaque retour de ses accès un rêve délirant où il revivait les scènes de la campagne de Tunisie dans lesquelles il avait contracté ses fièvres. L'ayant endormi, il tomba spontanément dans le même rêve et, tout d'un coup, se mit à nous parler comme si nous étions ses camarades et les officiers de son régiment au milieu du combat. L'hypnose avait déterminé chez lui exactement le même rêve d'action que l'accès de paludisme.

« Chez quelques autres malades, atteints de fièvre typhoïde ou de typhus exanthématique avec délire, nous avons pu faire revenir le délire à volonté en leur ouvrant les yeux ou en les fermant. Un typhique entre autres, placé dans le service de notre ami, le professeur Arnozan, et très agité la nuit, revenait à lui le jour mais à la condition d'avoir les yeux ouverts : dès qu'il les fermait il s'assoupissait et se croyait dans sa maison, occupé à son travail. Il nous fut facile chez cet individu de provoquer artificiellement ces deux états et nous le faisions passer ainsi successivement de la vie consciente ou éveillée à la vie subconsciente ou onirique, de la raison

au délire, absolument comme on le fait chez les hystériques hypnotisés. Je crois donc pouvoir conclure que le
délire toxi-infectieux n'est autre qu'un état second, un
état somnambulique, analogue aux autres états de
somnambulisme, spontanés ou provoqués (1). »

Puis ayant jeté ce pont entre les délires toxi-infectieux et l'hystérie, à propos d'une phrase de M. Ballet
disant que d'ailleurs « les notions les plus récentes per-
mettaient d'envisager le délire de l'attaque d'hystérie
comme un rêve passager « (Ballet, congrès de Clermont,
1894), M. Régis ajoute : « M. Ballet aurait peut-être pu
insister non seulement sur le délire hystérique, sorte de
rêve, mais aussi sur certaines de leurs hallucinations
essentiellement visuelles, variables parfois avec la posi-
tion des paupières, surtout nocturnes. Mais on retrouve
ce délire et ces hallucinations dans les intoxications no-
tamment dans l'*alcoolisme* et les infections ». Voilà le
rapport clinique établi clairement par M. Régis. Bien que
nous nous soyons un peu écarté de notre sujet nous sommes heureux d'avoir eu l'occasion de montrer combien
offre de grandeur et de vraisemblance cette généralisation : le délire des maladies aiguës est un rêve comme le
somnambulisme d'une hystérique ou d'un épileptique ;
le délire d'un alcoolique a les mêmes caractéristiques
cliniques (hallucinations visuelles) que le délire d'un
fébricitant. Tous les délires des infectés, des intoxiqués,
des auto-intoxiqués sont des rêves. Les hystériques, les

(1) Régis. Congrès des aliénistes de Bordeaux.

épileptiques, les délirants des maladies aiguës et chroniques sont des toxi-infectés et des intoxiqués. Il suffira
donc pour diagnostiquer une infection on une toxi-infec-
tion de se trouver en présence d'un délire onirique.

CHAPITRE III

Etude clinique de la perception délirante
spéciale ;
L'eau dans le délire alcoolique.

Déjà nous avons donné, dans notre premier chapitre, les caractères des hallucinations dans le délire alcoolique, nous avons vu qu'elles étaient à la fois mobiles, d'origine le plus souvent professionnelle, et surtont pénibles. Contrairement à celles des persécutés, qui sont, elles, la plupart du temps auditives, celles-ci sont plutôt visuelles et « horrifiques », eût dit Rabelais.

Nous avons vu défiler « toutes les bêtes de la création », pour employer l'expression même de l'un de nos malades (obs. III), singes, araignées énormes et velues, rats, serpents, chats, puces, chiens, lions, chauves-souris, poissons, oiseaux, et brochant sur tout cela, des incendies, des voleurs, des maisons qui s'écroulent, des murs qui penchent, des convois funèbres, etc.

En assez peu de temps nous avons été frappé de rencontrer régulièrement, chez une série de malades, une perception délirante, la perception de l'eau, à laquelle personne jusqu'à présent n'avait eu l'air de prêter d'importance. Baillarger l'a observée une fois dans un cas de delirium tremens,(1) et Cazauvielh une fois également chez une mélancolique. Nous ne pensons pas que d'autres auteurs l'aient signalée chez des éthyliques. Nous allons citer les paroles mêmes des sujets que nous avons étudiés, ce sera, pensons-nous, la meilleure façon d'indiquer la manifestation clinique de cette hallucination.

Voici comment les malades s'expriment eux-mêmes.

L... Florentin est amené à l'infirmerie spéciale du dépôt, puis transporté à l'asile de Ville-Evrard.

« Il me semblait, dit-il, le 24 janvier, qu'on me douchait ; qu'on m'envoyait de l'eau de tous les côtés, par tous les coins. Je la voyais mais je ne la sentais pas, je n'étais pas mouillé ; je l'entendais couler ; c'étaient des blanchisseuses avec des seringues ; je ne voyais rien par terre. L'eau coulait aussi tout le long du mur comme un rideau et dans les coins ça formait jet. »

Sa femme interrogée lors d'une de ses visites ajoute : « Il voyait l'eau couler, on lui en jetait sur lui et il appelait pour qu'on enlève l'enfant qui allait être noyé. Ça formait comme une espèce d'arrosoir et l'eau coulait, disait-il, le long du mur. »

H... Narcisse (observation II) : « Je me suis couché en attendant l'heure du rendez-vous... mais j'ai mal dormi ; je me suis mis à pêcher, étant assis sur ma commode, dans une pièce d'eau que je voyais par terre.

(1) Baillarger, Des hallucinations, 1846, p. 338.

J'avais un bâton à la main, je ne sais pas d'où il venait, ça n'a pas mordu. »

R.... Jean-François, sommelier (obs. III) : « Il y quinze jours, j'ai été réveillé la nuit ; je m'imaginais que mon voisin me lançait de l'eau chaude par les fissures de la cloison ; je sentais nettement la sensation d'eau chaude sur la peau, je l'entendais tomber, comme une pluie sur mon lit et je sentais avec la main que ce n'était pas mouillé et cependant, couché sur le drap, je sentais l'eau me pénétrer ». Sa femme a confirmé cette hallucination : « L'eau qu'on lui jetait, disait-il, était tantôt chaude, tantôt froide, il se sentait inondé, il voyait l'édredon, les meubles envahis par l'eau, il voulait demander une indemnité pour les dégâts...»

B..., jardinier (observ. IV) : « A l'infirmerie du dépôt je voyais toutes sortes de choses : il y avait de l'eau à la hauteur du plafond, dans laquelle nageaient des poissons, flottaient des bouteilles ; l'eau courait sur le plafond, les poissons entraient dans les bouteilles et en sortaient. Je sentais tomber de l'eau , on m'en jetait des gouttes, comme s'il pleuvait sur moi je sentais le froid de l'eau et la mouillure. Ça tombait du plafond, dans mon idée le plafond était très loin. »

Lem..., 57 ans (observation V), s'abritait des heures entières, raconte sa femme, avec un parapluie dans son lit et un mouchoir sur la figure. On lui urinait dans le dos, prenait un chiffon et essuyait par terre. Il voyait couler l'urine et dans sa colère et son indignation criait à l'insulteur d'un nouveau genre : « Va-t'en, cochon ! »

Defs..., 46 ans, (observation VI) marchand de vins :

« Il sortait de l'eau du plafond par des trous, ça coulait goutte à goutte ; des gens perçaient le plafond pour m'inonder. » Il montrait l'eau par terre et voyait les objets mouillés. On lui tirait du sang du front et il le voyait couler.

Le D..., 40 ans (observation VII), mouleur en carreaux de plâtre, après être allé plusieurs fois à l'île Saint-Pierre faire la pêche : « Je partais en Russie sur un bateau qui naviguait sur la glace, j'avais peur qu'il sombre. Je voyais des bateaux, de l'eau, de la glace. Le bateau glissait sur la mer gelée »

Man... Jean, (observation VIII), 25 ans, mécanicien. « Quelquefois il me semblait qu'on me mettait dans l'eau. Je me croyais dans un bain d'eau froide ; je voyais de l'eau autour de moi ; j'avais bien l'impression du froid. » « Un soir je me suis cru poursuivi par un individu armé d'un fusil qui m'a tiré trois coups dans le dos. Je les ai sentis comme si je recevais des plombs et j'ai vu le sang couler sur mon pantalon. J'ai eu si peur que je me suis réfugié au poste de police. »

Laur... Jean-Baptiste, 42 ans, garçon de recettes (observation IX) : « J'ai vu de l'eau tomber de tous les côtés, on m'en jetait. Je me réfugiais partout, l'eau ruisselait sur les murs, elle ne m'atteignait pas. » Sa femme nous a dit avoir été obligée de tenir un parapluie ouvert toute la nuit sur sa tête ; il demandait son grand caoutchouc pour se protéger !

Bat... Victor, marchand de vin (observation X), s'est borné à voir l'eau couler. Cela a duré un jour.

Lap... Jules, 51 ans, journalier (observation X),

criait à sa femme pendant son délire : « Ils sont à la fontaine, je les vois bien ; ils m'arrosent ; l'édredon est tout mouillé, retire-le moi ! L'eau ruisselle dans la chambre. Retire-toi, ils t'aspergent !! » Il croyait voir l'eau monter de plus en plus et il fallait enlever les objets.

Lef... Charles, 44 ans, batteur d'or (observation XII), se levait pour courir après des gens qui lui lançaient des bouts de cigarettes, des boulettes de papier, de l'eau, voulait partir pour ne pas être mouillé. L'eau était lancée sur son lit. Il voulait mettre les objets à l'abri.

Tel est l'aspect clinique sous lequel se manifeste cette perception délirante : l'eau.

Parfois elle n'est que visuelle (observations II, VII et X), parfois multiple, auditive et visuelle puisque non seulement le malade voit l'eau mais encore l'entend tomber goutte à goutte (observation IV et VI). Parfois enfin, la sensibilité générale et tactile simultanément avec la vue et l'ouïe entre en jeu, au point qu'un même sujet voit, entend tomber, sent ruisseler sur son corps ce liquide, se croit immergé et peut en différencier la température (observations III et VIII).

Notons seulement ici que cette hallucination est souvent accompagnée de sueurs abondantes (observations III, VI, VIII, IX, XII) et que dans deux cas sur douze observés, les malades ont uriné dans leur lit (observations I et XI).

Nous sommes persuadé que si l'on attirait l'attention des sujets sur cette hallucination particulière l'observateur serait frappé de sa fréquence.

Nous n'insisterons pas davantage ici sur les autres hallucinations que tous les auteurs ont observées (zoopsie en particulier) et que nous-même avons signalées dans les pages consacrées au délire alcoolique.

Mais avant que d'aborder la pathogénie de cette perception délirante, ayant établi précédemment le caractère onirique du délire alcoolique nous allons étudier ce que sont les hallucinations dans le rêve et en dehors de lui.

CHAPITRE IV

Des hallucinations et du rêve.

Quelles que soient les théories édifiées sur les hallucinations, il est certain que tous les sens en sont suscep-
tibles mais à des degrés différents : au premier plan
l'ouïe et la vue ; au second et dans l'ordre, le goût,
l'odorat, le toucher et la sensibilité générale.

I. *Hallucinations visuelles :* Nous en avons cité de
nombreuses au début de ce travail mais en étudiant
celles-ci et nombre d'autres prises dans divers milieux,
nous avons constaté combien différentes elles étaient
suivant la condition sociale, intellectuelle, à laquelle
appartenait l'halluciné. Nous avons déjà remarqué combien la profession avait d'influence et nos malades étant
des personnes de culture moyenne et parfois on ne peut
plus terre à terre, leurs visions n'étaient que vulgaires.
Pour bien montrer le contraste nous allons rapporter
une observation de M. Falret.

Un homme d'un âge mûr, d'une grande richesse d'imagination et d'un esprit très distingué, dit l'éminent alié-

niste, s'imagina, pendant les grandes chaleurs de l'été et
au milieu d'une belle journée, assister à la formation du
monde. Placé au sommet d'une tour élevée, il croyait do-
miner toute la nature et contempler toutes les puissances
qui travaillaient à la création du monde. Dans son imagination celle-ci s'opérait d'une manière assez conforme à celle
racontée dans les Ecritures, mais il s'y mêlait des fables
assez semblables à celles qui remplissent les livres orien-
taux et certains contes des Mille et une nuits. Par exemple, au sommet de la tour sur laquelle il était placé
habitaient des génies et des fées, qui en partaient pour
aller vivifier la nature et être dans les différents mondes,
les ministres du Très-Haut. Il voyait aussi auprès de
lui comme deux œufs énormes, qui, placés au sommet
de la tour, étaient pour ainsi dire échauffés et couvés
par le soleil et qui, venant à éclore, donnaient naissance
à l'homme et à la femme, mais à un homme et à une
femme fort supérieurs à ceux que nous voyons, et qui
ressemblaient plutôt aux habitants du ciel, tels qu'on se
les figure, brillants de jeunesse et d'immortalité, portant
des ailes et prêts à s'élancer dans les airs. En même
temps il se voyait environné de quadrupèdes et d'oiseaux
au-dessus des dimensions ordinaires et dont les formes,
les couleurs lui causaient de la surprise, parfois aussi
de la frayeur quand ces animaux étaient des tigres, des
lions ou des bêtes féroces de cette espèce. Il vit aussi le
Père Eternel qui lui apparaissait sous la forme d'un
vieillard vénérable, plein de force et de vie, siégeant à
une des extrémités de la tour, sur un trône éclatant et
recevant autour de lui les anges et les génies à qui il

communiquait ses ordres. Quand ils étaient partis le Père Eternel restait dans une solitude absolue, environné de lumière éclatante et voisin des astres. Il tenait à la main un grand livre où étaient écrites les destinées et ne ressemblait pas mal à la belle figure du Père Eternel dans le tableau de la *Création*, de Raphaël, ou au Dieu de tous les mondes tel que le représente l'auteur de la *Henriade*. Quant aux ministres de ses volontés, les génies, les anges et les fées, ils lui semblaient aller et venir du sommet de la tour dans différentes parties de l'univers, comme pour y porter la lumière et la vie. Il les voyait où s'élancer de la tour et planer dans un ciel bleu, au milieu des astres et des étoiles, ou revenir se poser légèrement près de la place où ils se trouvaient. Les formes sous lesquelles ils lui apparaissaient étaient celles que leur prête d'ordinaire la poésie, elles étaient variées : c'était, tantôt la forme humaine, tantôt celle de superbes oiseaux ou d'autres formes singulières. Ils parlaient et étaient tous d'une intelligence supérieure.

Quelle était leur langue? Le malade n'en avait aucun souvenir, mais il se rappelle très distinctement qu'il vivait au milieu de ce monde imaginaire, couché sur cette tour élevée, suspendu avec elle au milieu des airs, bercé par le souffle embaumé des vents et éclairé d'une lumière éclatante qui lui permettait d'observer le cours des astres et le passage de quelques-uns d'entre eux assez près de la place qu'il occupait (1).

L'hallucination est assez souvent liée, semble-t-il, à la

(1) Falret, Des maladies mentales et des maisons d'aliénés, page 247.

cause qui l'a produite. M. Max Simon avait dans son
service à Bron un malade qui pendant un voyage en
Angleterre avait failli étre écrasé dans une rue de Lon-
dres par une machine à vapeur, qu'il n'avait pas vu approcher dans l'épais brouillard. Dans ses hallucinations
assez fréquentes, cet homme apercevait toujours la lan-
terne de « l'écraseuse ». Une jeune fille victime d'une
tentative d'assassinat, à chaque accès voyait le poing et
le bras de l'individu qui avait voulu la tuer.

Nous avons vu que dans le délire alcoolique les hallucinations affectaient un mode spécial : mobiles, terrifiantes et zoopsiques. En va-t-il de même dans les autres
délires ? Dans certaines limites, on peut conclure à l'af-
firmative.

Dans les délires à teinte religieuse prononcée, par
exemple, les malades voient souvent Dieu, la sainte
Vierge ou les anges. Ces images sont la plupart du temps
conformes aux types adoptés par les sculpteurs et les
peintres ou bien aux descriptions contenues dans les
livres de piété. La sainte Vierge a l'aspect d'une femme
belle, à la démarche majestueuse, la téte auréolée de
lumière ; Dieu, la forme d'un vieillard sévère, comme
dans l'observation de Falret.

Dans les délires de possession, l'aspect de l'esprit des
ténèbres est laid ou plus ou moins difforme, alors que
celui des saints personnages est noble et plein de ma-
jesté. Cependant, l'image diabolique n'est pas toujours
repoussante ou hideuse, et le démon revêt parfois une
forme attrayante et n'a rien de sa laideur accoutumée ; je
n'en veux pour témoin que le court extrait de cette

observation de Brierre de Boismont : « A Nantes, était une malheureuse femme que tourmentait un démon plein d'effronterie. Ce diable lui avait apparu sous la forme d'un démon de la plus belle figure. Cachant au-dedans de lui-même ses projets criminels et employant un langage caressant, il était parvenu, par ruse, à rendre l'âme de cette femme favorable à son amour pour elle. Quand une fois il eut obtenu son consentement à ses desseins, étendant les bras, il mit les pieds de l'infortunée dans l'une de ses mains, lui mit l'autre sur la tête et se la fiança pour ainsi dire par ces signes d'alliance intime.

« Elle avait pour mari un brave chevalier qui ignorait complètement cet exécrable commerce. Cet impur adultère, toujours invisible, abusait donc d'elle dans le lit même où couchait son époux, et l'épuisait par son incroyable libertinage (1)... »

Ce genre d'images hallucinatoires est certainement de nos jours moins fréquent, alors même qu'il existe des hallucinations génitales visuelles. La sensation génitale, du reste, chez l'hallucinée, loin d'être voluptueuse, est généralement pénible et l'image de l'incube est le plus souvent hideuse et repoussante.

Chez le persécuté, les hallucinations sont en quelque sorte et toujours la réalisation imagée de ses craintes. Quelques-unes sont visuelles, mais bien plus fréquemment auditives, nous allons les examiner.

______

(1) Brierre de Boismont, Des hallucinations.

II. *Hallucinations de l'ouïe.* — Séglas dans son rapport
lu au congrès (1) des médecins aliénistes et neurologistes
de France distingue :

Des hallucinations auditives élémentaires en rapport
avec la perception de sons bruts, indéfinis ;

Des hallucinations auditives communes, lorsqu'il s'a-
git de bruits différenciés, rapportés à des objets déter-
minés ;

Enfin des hallucinations auditives verbales alors
que les malades entendent des mots représentant des
idées.

Les malades en proie aux premières, disent entendre
des sons, de simples bruits de nature indécise qu'ils tra-
duisent par des onomatopées, (boum... pau... fffuuu)
ou jugent par comparaison (« on eût dit le bruit d'une
cloche, d'une planche qui tombe, etc... »). Les seconds
perçoivent des sons bien différenciés qu'ils rapportent
aux objets qu'ils croient les produire ; les autres enfin
entendent des voix articulant des mots qui représentent
des idées diverses mais déterminées.

Parmi ces derniers, les uns perçoivent des phrases entières et en rapport avec leurs préoccupations actuelles,
telle cette malade mélancolique de la Salpêtrière entendant une voix qui lisait son arrêt de mort (2). Tels autres croient que la voix s'adressent à eux à la seconde
personne : « Lève-toi, quitte ta chambre, entre chez le
pâtissier, etc... » A d'autres enfin la voix parle à la troisième personne : Une malade entendait toutes les fois que

(1) Nancy, 1896.
(2) Baillarger, Des hallucinations, page 281.

l'on ouvrait une porte une voix dire : « C'est une pouil-
leuse (1). »

Parfois les hallucinations reflètent les combats de la
conscience : il y a alors deux voix, dont une conseille le
bien et l'autre le mal ; enfin le nombre des voix peut aller
à trois, quatre, et même douze et quinze.

Dans ces différents cas l'halluciné ne répondait pas
aux voix mais il peut le faire, alors il répond, discute et
de là naissent de véritables conversations ; ce sont des
entretiens de ce genre qu'avaient le Tasse (2) et Luther,
l'un avec un démon familier et l'autre avec le diable.

Et telle est la conviction des malades sur la réalité des
voix qu'ils entendent que l'un deux disait un jour à son
médecin qui voulait le dissuader : « Monsieur, je dois
donc douter de tout ce que vous me dites ; je dois douter que je vous vois, que je vous entends (3). »

« Vous prétendez que je me trompe, disait un autre,
parce que vous ne comprenez pas comment ces voix que
j'entends arrivent jusqu'à moi : mais je ne comprends
pas plus que vous comment cela se fait ; ce que je sais
bien c'est qu'elles arrivent puisque je les entends. Elles
sont pour moi aussi distinctes que votre voix et si vous
voulez que j'admette la réalité de vos paroles, laissez-
moi aussi admettre la réalité des paroles qui me viennent
je ne sais d'où, car la réalité des unes et des autres est
également sensible pour moi (4). »

(1) Seglas, congrès de Nancy, 1896, p. 13.
(2) Vie du Tasse par Manso.
(3) Foville. Dictionnaire de méd. et de chirurgie pratiques, art.
aliénation mentale. Tome I, p. 485, et suiv.
(4) Leunet, fragments psychologiques, p. 209.

III. *Hallucinations du goût, de l'odorat et du toucher.*
— En voici quelques exemples. Un aliéné, sorti amélioré
de l'hôpital, est en train de dîner. Il y avait alors à
Paris une formidable épidémie de choléra et la mortalité
était énorme. Il sentit tout à coup une odeur de mort et
une ombre le frôla à droite. Il part en voyage et toutes
les fois qu'il s'arrête dans une ville, il sent la même
odeur de mort à un degré proportionné aux ravages que
le choléra y faisait (1).

Une jeune femme hantée de la peur de la fièvre typhoïde apprend qu'un cas de ce genre vient de se décla-
rer dans la maison qu'elle habite. Son émotion est violente, le soir en rentrant dans son appartement, elle nous
a dit avoir parfaitement vu et senti une ombre qui l'a
enlacée puis a disparu.

Une dame était continuellement obsédée par une odeur
infecte qu'elle croyait s'exhaler de son corps. Elle demandait avec instance qu'on ne s'approchât pas d'elle et ne
manquait pas de reculer dès qu'on voulait le faire. Elle
refusait, pour la même raison, de se promener dans son
jardin dans la crainte de faire mourir les fleurs.

C'est à des hallucinations et à un délire de ce genre
qu'il faut rapporter ce que dit dom Calmet de certains
hommes « qui endommageaient tout ce qu'ils regardaient,
même jusqu'aux mamelles des nourrices qu'ils faisaient
tarir, aux plantes, aux feuilles des arbres qu'on voyait
se flétrir et tomber et qui n'osaient entrer en aucun lieu
qu'ils n'avertissent auparavant qu'on en fît sortir les en-

(1) Histoire d'un fou guéri deux fois malgré les médecins et une
fois sans eux.

fants, les nourrices, les animaux nouveau-nés, généralement toutes les choses qu'ils pouvaient infecter par leur haleine ou leurs regards (2). »

Très variées sont les hallucinations du toucher mais aussi bien difficile à différencier nettement des illusions de ce même sens. Nous avons vu nos malades se croyant couverts de puces ou frôlés par des bêtes diverses, immergés, ou arrosés d'eau. Baillarger a relevé, mais sans y attacher d'importance, le cas d'une aliénée qui prétendait qu'elle recevait « comme un pot d'eau sur la tête », plusieurs fois par jour. Mais il dit un peu plus loin avoir observé dans un *cas de* « *delirium tremens* » un malade criant « qu'il était dans la rivière jusqu'à la ceinture » et essayant de prendre les poissons dont il était entouré (3). Cazauvielh de son côté rapporte l'exemple d'une femme qui ayant fait de la mélancolie avec tendance au suicide, une fois améliorée retomba tout à coup malade pendant la nuit. « Aussitôt qu'elle voulait s'endormir, elle se voyait dans l'eau jusqu'aux aisselles (4). »

Max Simon cite aussi le cas d'un homme (analogue à notre obs. VIII) qui s'imaginait être percé de coups de poignards et sentait le sang couler le long de son corps.

Ces observations où ces auteurs ont relevé la sensation de liquide n'infirment pas notre conviction que la vision et la sensation de l'eau soient surtout propres aux alcooliques ; du reste sur les quatre, dans une, le malade

---

(2). Traité sur les apparitions, t. 1, p. 463.
(3) Baillarger. Les hallucinations.
(4) Cazauvielh. Du suicide et de l'aliénation mentale dans les campagnes.

était en proie à une attaque de « *delirium tremens* » et
rien ne prouve que si ces auteurs les avaient recherchés,
ils n'eussent pas trouvé chez les trois autres des stigmates
d'alcoolisme.

Il serait curieux d'examiner les autres hallucinations du
toucher, celles plus délicates, plus fines, qu'éprouvent
encore les hallucinés : sensations de frôlement, d'effleu-
rements, de contacts extrêmement légers, qui donnent
lieu à des interprétations singulières ; sensation de succion
d'où vraisemblablement est sortie la légende des « vam-
pires » et par suite les pratiques pour débarrasser les
victimes du fantôme qui les obsédait (1)

IV. — *Les hullucinations qui se rapportent à la sensibilité générale sont plus difficiles encore à distinguer
des illusions.* — Généralement les sensations des aliénés
sont rapportées par eux à la tête, à la poitrine, au
ventre et aux organes génitaux. Les uns affirment qu'on
leur arrache leurs pensées du fond de l'âme et les mots
du bout des lèvres, d'autres que leur poitrine est vide et
répètent en se la frappant : « Il n'y a plus rien là ». Une
femme se tapait à grands coups sur son hypochondre droit

(1) Le vampire était généralement une personne morte récemment
que l'halluciné accusait de venir le tourmenter et le fait étant
accepté de tous, le nombre des malheureux visités par le vampire
augmentait bientôt.

Le vampire était déterré en présence des magistrats et le bourreau
lui enfonçait un pieu au milieu du corps, parfois il lui tranchait
la tête.

Cette exécution calmant les esprits faisait disparaître pour quelque
temps les hallucinations, qu'on voyait de nouveau renaître du reste
quand un nouveau vampire était découvert, ce qui ne tardait pas
d'ailleurs à arriver.

pour faire cesser les tiraillements qu'exerçait dans son ventre saint Charles Borromée, qu'elle y supposait caché. Elle suivait les moindres mouvements de cet hôte incommode, qu'elle accablait d'injures et accusait surtout d'impudicité. Elle proférait des menaces : « Si tu bouges ! » commençait-elle toujours, et en même temps fixait son côté droit !

Au sujet des hallucinations visuelles nous avons rapporté une observation qui donne une idée de ce que sont les hallucinations génitales, nous n'y reviendrons pas.

C'est aux troubles de la sensibilité générale que l'on attribue également ces hallucinations qui ne sont rares du reste ni dans les rêves, la folie ou l'extase, ni dans les intoxications par l'opium, le hachisch, et le datura et qui consistent à se croire métamorphosés, à se croire légers au point de s'élever dans l'air, de traverser les espaces avec une vitesse prodigieuse, ou de changer de forme.

C'est à des hallucinations de ce genre que toute la sorcellerie et la démonologie doivent leur point de départ et que sorciers et sorcières ont su mettre à profit (1). Nos sorcières du moyen âge et même plus près de nous pouvaient, disait le peuple, se transformer en loups (lycanthropie) ; en Angleterre elles avaient un plus grand choix de métamorphoses et pouvaient se changer

(1) Voir à ce sujet : Histoires, disputes et discours des illusions et des impostures des diables, magiciens, infâmes sorciers et empoisonneurs, des ensorcelés et des démoniaques, par Jean Wier. Traduit du latin par Jac. Grevin. Paris, 1579.

Dom Calmet, Traité des apparitions.

en lièvres, corneilles, chats, etc. Le fàit de femmes changées en cavales cité par saint Augustin (2), d'après Varron, après l'absorption de certains poisons, peut sans doute rentrer dans cette catégorie. C'est une métamorphose analogue que pensent subir, en Abyssinie quelques jeunes filles : tout à coup, au cours d'une santé en apparence florissante, elles se croient subitement transformées en hyènes, poussent des cris analogues à ceux de ces animaux et s'enfuient avec une rapidité telle qu'il faut parfois monter des chevaux extrêmement vites pour les rejoindre. « Le pouls est élevé, la face animée, le regard hébété, tout le corps tremblant d'excitation. Elles se balancent en arrière, en avant, rejettent la tête à droite et à gauche, serrant fortement ce qu'elles ont saisi, n'entendant, ne connaissant personne. Tout à coup elles échappent par un mouvement brusque à ceux qui les tiennent, repartent avec une frénésie sauvage, de nouveau çà et là, dans toutes les directions, en imitant le cri de l'animal immonde dont elles croient avoir pris la forme (3) . »

De même les faits de translation. C'est un malade de M. Baillarger, prétendant s'élever dans les airs et « voyager dans le temps ». Ce sont les « vaporeux » de Cabanis, se trouvant si légers qu'ils craignaient d'être emportés par le vent.

(2) Saint Augustin, Cité de Dieu.
(3) Extrait du journal du docteur Blanc, par Vivien de Saint-Martin.

*
* *

A l'état de rêve nous retrouvons ces mêmes hallucinations, et le sommeil semble favoriser leur éclosion. Il
suffit au lecteur de se remémorer quelques-uns de ses
songes pour être frappé de la rapidité avec laquelle se
transformaient ses idées, et tout ensemble les personnages et les objets auxquels il attribuait un rôle. Il semble que l'on assiste, à certains moments, à de vagues
féeries, tristes ou gaies suivant l'heure, faites de change-
ments à vue perpétuels.

Comment se produit le rêve ?

Sans nier, comme le docteur Tissié, les rêves d'origine
purement psychique, on doit reconnaître qu'il y a des
rêves suscités non seulement par des excitations sensorielles, mais même par des impressions organiques. Le
dormeur ne doit pas être considéré comme séparé du
monde extérieur, ainsi qu'on l'a fait quelquefois, encore
moins de son propre corps. L'âme ne quitte pas le
corps pendant le sommeil. L'esprit fortement occupé
d'images ou d'idées données conserve encore en cet état
la même direction. Est-ce que les enfants, par exemple,
n'ont pas souvent constaté que les leçons apprises avant
de s'endormir étaient plus faciles à réciter le lendemain au réveil ; certains hommes n'ont-ils pas trouvé à
leur réveil la solution d'un problème qui les avait pro ·
fondément occupés la veille ? Indépendamment de la
volonté, le mouvement imprimé aux idées ou aux images

pendant la veille continue pendant le sommeil, en raison de la vitesse acquise en quelque sorte.

Et même, s'il est vrai que les sensations extérieures sont tout au moins diminuées dans le sommeil, il semble, au contraire, que les rapports de la conscience du dormeur avec l'état de son organisme soient plus intimes que dans le jour.

« Une jeune fille de 13 ans, non encore réglée, a commencé par avoir des rêves terrifiants avec hallucinations d'abord la nuit, puis en plein jour : elle a vu des arbres couverts de sang, elle rêve de forêts, a remarqué du sang sur ses souliers ; elle aperçoit souvent des hommes vêtus de longues blouses blanches qui viennent pour l'assassiner, etc... Elle a en même temps de grands maux de tête et de ventre, Dès l'apparition des règles, disparition de ces phénomènes (1). »

C'est un homme faisant toujours le même rêve : il est poursuivi par des gendarmes, il veut fuir mais il ne le peut ; il ressent un poids sur la poitrine, il est oppressé et se réveille tout haletant.

On s'aperçoit bientôt qu'il est emphysémateux.

C'est X..., cité par Moreau (de la Sarthe), il rêve avoir un poids sur la poitrine, qu'un de ses amis s'assied sur lui ou qu'une bête l'étreint, on constate des troubles digestifs assez violents. C'est une dame affectée d'une névrose gastrique qui ne peut s'endormir sans rêver qu'elle a dans l'estomac un jambon ou tels autres aliments des plus indigestes.

(1) Debacker, Des hallucinations et terreurs nocturnes chez les enfants et les adolescents.

C'est le cas de M. Maury se figurant être en mer sur un navire et que la Sainte-Barbe saute, un peu après que l'on a fait brûler une allumette autour de lui.

Walter Scott rapporte l'histoire d'un lord s'imaginant en rêve être saisi par un fantôme qui cherchait à l'entraîner en le tirant par le bras. Il s'éveille et s'aperçoit que sa main droite serrait son autre poignet.

Un monsieur ayant passé une soirée à étudier une carte des lacs de l'intérieur de l'Afrique et des sources du Nil, s'endort. Pendant son sommeil il lui sembla qu'une immense carte de géographie était étendue sur lui. En se réveillant, il constata que son drap était serré autour de lui au point de ne pouvoir remuer bras et jambes.

Une lumière enveloppée de papier rouge engendra un songe rempli de visions d'orage et des scènes de tempête violente.

Enfin M. Simon eut un jour le rêve suivant : s'étant endormi un après-midi d'été, la fenêtre de sa chambre ouverte, il perçut bientôt des carillons jetant à toute volée leurs notes joyeuses, il se crut à un mariage, vit les assistants, le prêtre, les cierges allumés, des fleurs dans l'église et inondant tout cela de lumière éclatante un soleil des plus riants.

Il se réveilla brusquement pour entendre sonner le dernier coup d'une cloche, tintant mélancoliquement le commencement ou la fin d'un exercice quelconque à l'asile de Bron.

Nous pourrions nous étendre longuement sur le rôle que semblent jouer les sens dans l'étiologie des rêves ;

les exemples que nous venons de citer empruntés à tous
les appareils, aux états physiologiques (menstruation),
paraissent suffisants pour résoudre la question.

N'y a-t-il là qu'une coïncidence fortuite ? Nous ne pensons pas tomber dans le sophisme « *cum hoc, ergo prop-
ter hoc* » en affirmant le contraire et s'il existe des rêves
hallucinatoires, d'origine purement psychique, on ne
saurait nier que la majorité trouvent leur point de
départ dans l'association de diverses impressions sensorielles.

Plus encore que le sommeil, l'état qui le précède ou le
suit immédiatement, est propice aux hallucinations.

Tout le monde connaît cette phase intermédiaire à la
veille et au sommeil où nous avons encore conscience
de notre être, mais où les sens ne nous fournissent plus
sur les phénomènes extérieurs que des notions vaguement
confuses, où la volonté n'agit plus, où tout mouvement
est devenu impossible. Aux hallucinations qui naissent
alors on a donné le nom d'hypnagogiques.

Gruïthuisen, Purkinje (1) en ont fait une étude spéciale ; Burdach et Muller s'en sont occupés, Baillarger également (2), et les traités de ces divers auteurs sont remplis
de renseignements présentant d'autant plus d'intérêt
que les premiers étaient eux-mêmes sujets au phéno-
mène qu'ils décrivaient. M. Maury a étudié aussi sur lui
cette manifestation sensorielle.

(1) Purkinje, Beitrage zur kenntniss des Sehens in subjectiver
Hinsicht.
(2) L'hallucination hypnagorique, dans ses rapports avec la folie.

De même que les précédentes, elles peuvent intéresser tous les sens.

Les apparitions sont d'ordinaire de peu de durée, les personnages se succèdent rapidement, se remplacent comme les images changeantes d'un kaléidoscope. Comme les hallucinations pathologiques elles peuvent tout à coup surgir et disparaître avec la même rapidité ; souvent au contraire elles peuvent apparaître graduellement et s'évanouir peu à peu.

Il semble que chez les éthyliques l'approche de la nuit et l'obscurité favorisent l'éclosion de telles perceptions délirantes. De l'ombre, paraît sortir tout ce que leur imagination peut redouter et les objets les plus familiers d'ordinaire, à cette heure où leur conscience en état de mi-hypnose leur interdit de réfléchir et de juger, engendrent des formes fantastiques, qui s'affirment peu à peu dans leurs contours et s'objectivent enfin nettement de façons diverses.

A l'infirmerie spéciale du Dépôt nous avons pu remarquer souvent l'influence de la lumière sur la marche des hallucinations. Présenté par M. Garnier, tel malade qui dans sa cellule sombre et mal éclairée se montrait inquiet, agité, angoissé par la succession ininterrompue d'hallucinations, devenait soudain plus tranquille, plus calme, du seul fait de pénétrer dans une salle moins sombre où sans avoir toutefois prodigué la lumière, on a été cependant un peu moins parcimonieux.

En réalité « l'état de l'alcoolique pendant la nuit est

intermédiaire entre la veille et le sommeil (1).... » Les hallucinations sont plus pressées, plus confuses ; et tel qui était relativement calme le jour, devient agité et souvent violent dans les ténèbres.

(1) Lasègue, Archives de méd. générale, 1869, p. 159 et

CHAPITRE V

Pathogénie des hallucinations en général
et de celle de l'eau en particulier.

Nous avons établi, au cours de notre deuxième chapitre, le caractère nettement onirique du délire alcoolique ; nous venons de voir à l'instant les hallucinations
des divers sens et le rôle que jouent ceux-ci dans la production des hallucinations du rêve ; ne sommes-nous
pas en droit de nous demander si les impressions sensorielles périphériques, perçues par nos malades, ne sont
pas la cause occasionnelle de leurs hallucinations ? Ils
sont dans un état intermédiaire à la veille et au sommeil,
état plus propice encore à l'éclosion des rêves et des
hallucinations que le sommeil complet. Il nous paraît
logique alors d'admettre que le mécanisme hallucinatoire, chez le rêveur et l'éthylique est identique. Nous
avons montré, en de nombreux exemples, la coïncidence
des rêves avec des troubles physiologiques et pathologiques divers imprimant nettement à ceux-ci un caractère
particulier. D'un autre côté M. Seglas dans son rapport
sur les hallucinations de l'ouïe au Congrès de Nancy (1896)

a rapporté des observations d'hallucinations auditives (1) chez des sujets atteints à la même époque de lésions de l'ouïe. Un de ces malades appartenait à M. Régis, il avait des hallucinations auditives combinées unilatérales à droite. Il avait de ce côté une otite qui guérit à la suite d'un traitement approprié. Les hallucinations cessèrent dès lors. Voilà qui semble une fois de plus confirmer l'axiome : « sublata causa tollitur effectus », de même ces exemples suivants :

M. Ball a exposé le fait d'un jeune homme âgé de 22 ans qui après un soufflet vigoureux, avait eu une otite moyenne avec écoulement purulent. Il se produisit peu après des hallucinations de l'oreille malade, qui disparurent avec la guérison de l'otite.

Max Buch a cité un cas d'hallucinations de l'ouïe surtout intenses à gauche, coïncidant avec une otite moyenne, très améliorées avec le traitement.

M. Mabille a publié le cas d'une délirante mélancolique avec hallucinations de l'oreille droite. Une injection d'eau tiède dans le conduit auditif externe fit sortir un grain de blé entouré d'un amas de cérumen. Dès qu'on eut enlevé le corps étranger de l'oreille, les hallucinations cessèrent.

Tout cela n'indique-t il pas un rôle important des appareils sensoriels périphériques dans la genèse des hallucinations et, si l'on admet leur intervention à l'état pathologique, pourquoi la refuser à l'état d'intégrité ?

____

(1) Seglas, loc. cit., page 41.

En somme la question se pose nettement. Y a-t-il seulement des hallucinations d'origine centrale, c'est-à-dire s'accomplissant indépendamment des sens et absolument en dehors d'eux ?

Peut-on faire intervenir l'excitation périphérique sensorielle comme point de départ de l'hallucination ?

Avant de répondre nous attirerons d'abord l'attention sur un point. On a beaucoup discuté à propos des limites de l'hallucination et de l'illusion. On pourrait nous objecter par exemple, que nos malades sont le jouet d'une illusion et non d'une hallucination lorsqu'ils se disent plongés dans l'eau, ou témoignent la perception de ce liquide de façons diverses, étant donné l'état de sudation abondante où ils se trouvent.

« Et d'abord existe-t-il séparément des illusions sensorielles et des hallucinations ? se demande M. Régis dans la séance du Congrès de Nancy (1ᵉʳ août 1896, p. 52 du compte-rendu). Est-ce que la distinction que nous établissons entre ces deux phénomènes est vraiment légitime, n'est-elle pas plutôt arbitraire et artificielle ? Oui, je sais, il y a les définitions courantes. « L'illusion est la fausse interprétation d'une sensation perçue, tandis que l'hallucination est une perception sans objet. » Il y a aussi la jolie phrase de Lasègue : « L'illusion médisance et l'hallucination calomnie. » Mais ce ne sont là que des mots et rien jusqu'ici n'a démontré que ce que nous appelons hallucination et illusion, constitue des phénomènes essentiellement différents. »

Quoi qu'il en soit la limite est bien difficile à tracer et bien des opinions ont cours à ce sujet et le domaine de l'hallucination s'étend ou se restreint suivant les auteurs.

Pour M. Binet le terme illusion ne doit désigner que les erreurs sensorielles physiologiques, et l'erreur sensorielle pathologique est une véritable hallucination ; par suite, les hallucinations périphériques objectives ou subjectives deviennent un chapitre important de cette dernière.

Inversement, d'autres auteurs n'admettent comme véritables hallucinations que celles d'origine centrale; les autres, périphériques objectives ou subjectives, n'étant que des illusions (Koch).

Joffroy va plus loin encore et pense que bien des hallucinations dites centrales ne sont en réalité que des illusions.

A quelle opinion se ranger ? « Il me semble évident, dit M Seglas, que les phénomènes distingués sous le nom d'illusion et d'hallucination n'offrent vraiment pas au fond de différence de nature, et ne sont que des variétés d'un même trouble pathologique. Aussi, en théorie, peut-on légitimement faire rentrer les illusions dans le cadre des hallucinations, à la condition qu'elles figurent dans une classe à part. »

Hallucinations d'origine centrale.— Ce qui caractérise une hallucination de ce genre c'est d'être « une perception sans objet », ainsi que l'a dit Esquirol. L'hallucination centrale, consiste à sentir, alors que rien n'impressionne le sens ; c'est une sensation, moins l'impression qui la produit habituellement.

Tous les auteurs sont d'accord pour admettre que ces hallucinations existent et nous en trouvons la preuve chez ces malades qui « n'entendent que la pensée » par exemple, et chez les personnes saines d'esprit qui à propos d'hallucinations de l'ouïe disent : « Je n'entendais pas parler, mais il me semblait que l'on parlait. » Il y avait dans leur tête une conversation tout intérieure et rien de sonore n'impressionnait leur tympan.

Chez nos malades nous n'avons jamais rencontré de lésions de l'oreille, aussi pensons-nous que le fait d'entendre l'eau tomber « goutte à goutte », « comme la pluie », « comme d'un arrosoir », rentre parfaitement dans le cadre des hallucinations d'origine purement centrale. L'intoxication du centre auditif cortical par l'alcool suffisait amplement, pensons-nous, pour produire cette cérébration inconsciente amenant le malade à objectiver « l'eau » sans que rien de semblable autour de lui pût lui en donner l'impression (nous voulons parler des observations IV, V, X, où nous n'avons relevé ni sueurs, ni incontinence d'urine).

II. *Hallucinations d'origine périphérique.* — A part quelques neurologistes partisans irréductibles de l'hallucination purement centrale la plupart des médecins à l'heure actuelle admettent un point de départ périphérique. Nous-même, nous rangeons à cette manière de voir. Nous ne voulons pas dire que l'impression périphérique crée l'hallucination de toutes pièces, mais nous l'acceptons comme mise en route du travail intellectuel inconscient, comme cause occasionnelle, « car c'est la prédisposition, qui crée l'hallucination » (1). Nous ne partageons pas

(1) Ballet, Annales médico-psychol. 1898. T. vii, page 140.

l'opinion de Ball qui veut trouver à toute hallucination un point de départ sensoriel. (Celui-ci une fois donné, ce serait dans le trésor de la mémoire que l'esprit du malade puiserait les éléments qui prêtent une forme et pour ainsi dire un « costume » à l'hallucination.)

Et nous avons à l'appui de notre opinion les faits que nous avons mentionnés à propos du rêve ; c'est l'emphysémateux à la respiration difficile qui fait des songes pénibles, ne peut fuir à la vue des gendarmes qui le poursuivent. Telle dame atteinte de névrose gastrique a rêvé de jambons énormes, de mets fantastiquement lourds ; telle autre vit des assassins cherchant à l'étrangler, et le lendemain au réveil, constata qu'elle était atteinte d'une angine. L'histoire du lord de Walter Scott est pleine de signification : se sentir entraîné par un fantôme, sentir la main de l'ombre sur son bras et constater après que de sa propre main on se serrait violemment le poignet !

Nous pourrions multiplier les exemples, rappeler les cas de compression inconsciente des membres pendant le sommeil, les stases sanguines qui en résultent faisant naître la sensation de poids énormes, la vision de membres d'extraordinaires dimensions. Mais ceux que nous venons de citer nous paraissent suffisamment probants pour que l'on ne puisse nier une relation de cause à effet entre l'impression sensorielle d'une part et secondairement le travail psychique. C'est le rôle que nous voulons attribuer chez nos malades à la sudation abondante, ou à l'incontinence d'urine. Dans son demi-sommeil, un de nos éthyliques urine dans son lit ou transpire de telle façon que la sueur coule sur tout son corps. Il perçoit vaguement ou la sensation de froid ou telle autre que l'on ne saurait analyser et cette impression périphérique plus ou moins distincte transmise à l'écorce cérébrale devient le point de départ de l'hallucination de l'eau (auditive ou visuelle, etc...), suivant les centres corticaux mis en branle et l'état des fibres d'association qui les relient. Cette perception périphérique sensorielle inconsciente a été la cause occasionnelle, nous le répétons, de cette hallucination mais n'en constitue pas le substratum, pas plus que ne le ferait une lésion cérébrale par exemple.

Pour nous résumer, en somme, et pour conclure, nous pensons que l'hallucination de l'eau reconnaît quelquefois une origine purement centrale, conséquence, légitime d'ailleurs, de l'imprégnation par l'alcool des centres corticaux ; mais que le plus souvent cependant elle a comme point de départ, comme metteur en marche, la perception périphérique sensorielle que nous venons d'indiquer (observations I, II, III, VI, VII, VIII, IX, XI, XII).

OBSERVATIONS

Observation I

24 janvier 1900. — Lhel... Florentin, né le 25 mars 1860, tour-
neur, et depuis cinq ans garçon de lavoir.

Régime : Vin, 1/2 litre par jour aux repas.

1 litre 1/2 en dehors des repas.

Absinthes, une ou deux par semaine.

Stigmates : Asymétrie faciale, lobule adhérent.

Tremblement des mains, pas de la langue.

Pupilles mobiles.

« A midi j'ai eu un étourdissement ; le soir il m'a pris une
folie. Je voyais des gens dans mon grenier avec des agents les
poursuivant. Ils étaient très nombreux.

« Au dépôt j'ai cru être électrisé dans tous les membres. On
me faisait gonfler les pieds et les mains du double avec un fris-
son de tout le corps.

« *Il me semblait qu'on me douchait ou m'envoyait de l'eau de
tous côtés par tous les coins. Je la voyais mais je ne la sentais pas, je n'étais pas mouillé. Je l'entendais couler, c'étaient
des jeunes filles, des blanchisseuses avec des seringues, je ne
voyais rien par terre. L'eau coulait aussi tout le long du*

---

(1) Toutes ces observations ont été prises dans le service de
M. le Docteur Legrain à Ville-Evrard et sont inédites.

mur comme un rideau et dans les coins ça formait jet... Il y avait des nuits que je ne dormais pas. J'ai été surmené dans mon travail depuis sept mois. »

Interrogatoire de la femme (15 mars 1900).

« Mon mari buvait beaucoup, surtout aux environs du jour de l'an. Il était tous les jours saoul. Une nuit il s'est mis à divaguer disant qu'on voulait l'assassiner, voyait le plafond tomber, des boisseaux de puces sur lui et tous les objets qu'il touchait dans la journée. Il voyait mettre des planches au plafond.

« *On jetait de l'eau sur lui, voyait l'eau couler et appelait pour qu'on enlève l'enfant qui allait être noyé. Ça formait comme une espèce d'arrosoir et l'eau coulait le long du mur, etc... »*

Première atteinte il y a deux ans.

Avant il avait des tremblements, des sueurs... Quand il a beaucoup bu il urine au lit. Pas d'antécédents héréditaires.

OBSERVATION II

24 avril 1900. — Fl... Narcisse, 43 ans.

Métier : Tonnelier jusqu'à 36 ans. Depuis huit ans *journatier*, travaille principalement aux halles où il était porteur.

Régime : Quand il était tonnelier en Normandie il buvait du vin et du cidre à volonté.

Depuis qu'il est journalier aux halles il boit un verre de vin blanc et un verre de café cognac quand on le lui offre.

Dans la matinée il boit du vin blanc selon sa soif en travaillant.

Vin aux repas, deux absinthes quand il a de l'argent.

Stigmates : tremblement des mains, pas de pituités actuellement, antérieurement a eu des crampes dans les membres.

Rêves de métier.

Zoopsie, il voit des rats.

Pas de troubles de la motricité ni de la sensibilité subjective.

« Je suis marié depuis deux ans, l'ami qui s'est occupé de mon mariage avait emprunté cinq francs à mon beau-père et depuis nous ne l'avions plus revu. Samedi je le rencontre et lui reproche sa conduite. Il me donne son adresse et s'en va. En le quittant nous allons dîner, ma femme et moi, et en sortant de table j'aperçois une bataille devant le restaurant et je dis à ma femme : « rentrons vite à la maison » car j'étais très impressionné par cette rixe. Chemin faisant je rencontre un employé de télégraphe que je ne connais pas et je le préviens qu'il ne passe pas devant le restaurant rapport à la bataille. Un peu plus loin je rencontre un individu qui cherchait son chemin, je le lui indique et pour me remercier il me paie un verre, par politesse je lui en paye un autre, mais au moment de régler je m'aperçois que j'avais perdu une pièce de dix sous. Alors le patron de la cantine et les consommateurs se mettent à hurler après moi en me disant qu'on ne boit pas quand on n'a pas le sou. Je rentre alors chez moi avec ma femme et mon enfant, mais j'ai encore voulu payer un verre à un ami, un locataire de la maison qui descendait l'escalier à 4 heures 1/2 du matin pour aller à son travail. Je me suis couché en attendant l'heure du rendez-vous avec l'ami qui me doit une pièce de cent sous, mais j'ai mal dormi, *je me suis mis à pêcher, étant assis sur ma commode dans une pièce d'eau que je voyais par terre.* J'avais un bâton à la main, je ne sais pas d'où il venait, ça n'a pas mordu.

« C'est ainsi qu'absorbé par cette occupation j'ai laissé passer l'heure du rendez-vous. Je me suis mis en colère et j'ai voulu m'habiller, mais il m'est arrivé toutes sortes de choses, d'abord il y avait des quantités de puces qui sautaient sur mon linge, je me suis mis à cogner sur le mur avec ma canne. En arrivant dans l'escalier des hommes se sont jetés sur moi et m'ont complètement dépouillé. (Le certificat de la préfecture de police mentionne qu'on l'a trouvé tout nu dans son escalier). Quand on est venu m'arrêter j'ai dit : « Lâchez-moi ou bien je vous mords. »

Antécédents héréditaires : Père mort à 50 ans, il crachait le sang. Mère morte à 63 ans d'une maladie de foie. Deux frères morts : l'un d'accident, l'autre des suites d'un chaud et froid.

Antécédents personnels : Jamais malade. — Chute à 9 ans (a dégringolé de 32 marches, resté un mois au lit pour contusions de la tête.) Depuis deux mois présente de la rougeur de la paupière gauche avec petite tumeur kystique roulant sous le doigt.

Légère inégalité pupillaire.

Pas de syphilis.

Le 9 mai. — « Je suis comme il y a 20 ans, j'ai la tête comme s'il y avait un poids de 20 kilogs de parti. La scène de pêche n'a pas duré longtemps. *Quand j'ai vu ce lac d'eau j'ai fait le tour par derrière la commode et je me suis assis dessus. J'avais l'illusion que j'avais une canne à pêche à la main.* »

OBSERVATION III

2 juillet 1900.

R... Jean-François, 31 ans. Sommelier, dégustateur depuis 15 ans.

Régime : 2 litres de vin quelquefois plus.

1 litre de bière.

1/5ᵉ de litre d'alcool.

2 amers.

Stigmates : Tremblements très marqués des mains.

Pas de pituite.

Crampes dans les jambes.

Céphalées.

Insomnie. — Rêves de métier. — Zoopsie.

« J'ai vu des bêtes fantastiques, des chiens, des loups, avec toutes sortes de formes bizarres. La nuit je suis réveillé en sursaut, je me figure que je tombe dans un trou et je suis couvert

·de sueurs. Il y a 15 jours j'ai été réveillé la nuit ; *je m'imaginais que mon voisin me lançait de l'eau chaude par les fissures de la cloison. Je sentais nettement la sensation d'eau chaude sur la peau, je l'entendais tomber comme une pluie sur mon lit et je sentais avec la main que ce n'était pas mouillé et cependant couché sur les draps je sentais l'eau me pénétrer.* Je me suis levé, j'ai allumé une bougie. Tout a cessé, j'ai éteint, mais aussitôt j'ai eu toutes sortes de visions : des serpents me passaient sur le corps, des lions sur le toit de la maison d'en face, toutes les bêtes de la création s'étaient donné rendez-vous, j'ai dû passer la nuit sur une chaise, la bougie allumée. »

Sa femme a ajouté : « *On lui a jeté de l'eau, c'était tantôt froid, tantôt chaud, il se sentait inondé (il transpirait horriblement à ce moment), il voyait l'édredon, les meubles envahis par l'eau.* Il voulait demander une indemnité pour ces dégâts. »

Antécédents héréditaires : Mère morte vers 50 ans avec une sorte de délire mystique durant depuis longtemps (vision de l'enfer), n'a pas été enfermée.

Père mort subitement à 74 ans.

Antécédents personnels : Nuls.

OBSERVATION VI

Besn..., 35 ans, jardinier, 6 novembre 1900..

Régime : A peine un litre de vin. 3 absinthes par semaine, rarement un verre d'alcool. « Je bois très peu d'alcool, on veut me faire passer pour un alcoolique, mais je ne le suis pas. »

Ces derniers temps il n'a pas fait d'excès de boisson « au contraire je buvais encore moins que d'habitude. »

Stigmates :

Tremblement peu marqué des mains.

Pas de pituite ni de crampes.

Rêves de métier.

Insomnie : Son premier sommeil est bon ; mais il dort très mal dans la deuxième partie de la nuit.

A eu des cauchemars et des hallucinations. « A l'infirmerie du dépôt je voyais toutes sortes de choses : *il y avait de l'eau à la hauteur du plafond dans laquelle nageaient des poissons, flottaient des bouteilles, l'eau courait sur le plafond, les poissons entraient dans les bouteilles et en sortaient. Je sentais tomber de l'eau, on m'en jetait des gouttes, comme s'il pleuvait sur moi. Je sentais le froid de l'eau et la mouillure. Ça tombait du plafond. Dans mon idée le plafond était très loin.* A la suite de ces visions je me suis endormi et à partir de ce moment je ne me rappelle plus ce qui est arrivé jusqu'à mon entrée à Ste-Anne. Je me souviens très bien de ce que j'ai fait pendant mon séjour à Ste-Anne. J'ai continué à mal dormir les deux ou trois premières nuits mais je n'avais plus de visions. J'étais un peu agité ; on a même été obligé de me laisser pendant huit jours aux agités. »

Actuellement : Encore un peu d'agitation, bavarde, raisonne. Un peu d'asymétrie faciale et d'exophtalmie, un peu de bouffissure des paupières. Pupilles peu déformées, égales, réactions normales.

Antécédents personnels : Rougeole dans l'enfance, pas d'autres maladies. C'est la première fois qu'il faisait du délire.

Antécédents héréditaires : Père vivant 68 ans, jardinier, pas buveur.

Mère morte.

Deux frères et sœurs, ils ne sont pas grands buveurs. Pas d'internement dans la famille.

Le malade est célibataire. Pendant trois hivers a eu les jambes enflées. « Mes jambes deviennent énormes et douloureuses, ça me dure de trois semaines à un mois. » Il se lève au moins deux fois la nuit pour uriner. Epistaxis rares. Pas de symptômes fonctionnels cardiaques. Pas de petit brightisme.

OBSERVATION V

3 janvier 1901 :

Lem..., 57 ans, fabricant de papier d'émeri.

Régime : Deux litres à deux litres et demi de vin. Deux ou plusieurs absinthes.

Stigmates : Tremblement de langue et des mains.

Cauchemars.

Crampes.

Il est allé chez le commissaire de police parce qu'on lu posait de l'émeri sur la tête et parce que des animaux se promenaient dans sa chambre ; sa femme les a aussi bien vus que lui. Les inspecteurs lui ont dit qu'il fallait faire des démarches pour trouver les gens qui avaient commis ces méfaits.

On l'a amené à l'infirmerie du dépôt puis à Sainte-Anne. Il a été tranquille dès ce moment et personne ne l'a plus tracassé, mais il a eu de nombreux cauchemars.

Actuellement le malade est calme et plutôt triste. Il est amaigri, sa force musculaire est affaiblie.

Pas d'inégalité pupillaire. Réflexes lumineux et accommodateur conservés.

« Je me rends compte que j'ai été un peu malade, mais, pour moi, il y avait bien des bêtes. »

Interrogatoire de la femme. — « Il boit beaucoup. Après boire il n'a plus sa raison. Il rentrait néanmoins à la maison, quoique saoul presque tous les jours, mais la veille de Noël il était fou tout à fait. On lui jetait de la poudre sur la tête, dans le lit, de tous les côtés. Les murs s'ébranlaient, on enlevait les pierres de taille, des gens s'introduisaient par les ouvertures : on lui jetait des fils et prenait des couteaux pour les couper. Voyait des chiens et frappait dessus à coups de bâton. *Il s'abritait pendant des heures entières avec un parapluie dans son lit et un mouchoir sur la figure. On lui pissait sur le dos, prenait un chiffon et essuyait par terre... Il voyait couler l'urine et criait : « Va-t'en, cochon ».* Il demandait 300.000 francs de dommages pour les dégats qu'on lui faisait. Une fois il a vu la foudre entrer par la porte.

« Il y a longtemps qu'il boit ; dix ans au moins, surtout depuis deux ans. C'est depuis ce temps que sa raison s'en va.

« Depuis six semaines il avait des terreurs, regardait partout avec des lumières, s'assurait des portes et des fenêtres. Il était très méchant avec moi. »

Entendait des voix dire : cochon.

Pas d'attaques de nerfs, mais quand il était ivre il était comme paralysé, ne pouvait même pas porter une cuillère à sa bouche, ne pouvait enlever ses chaussures.

Il n'urinait pas au lit. Pas d'étourdissements, mais parfois voyait tout tourner.

« C'est une passion chez lui », son père est mort alcoolique à 55 ans.

Un frère boit aussi.

Pas de maladie depuis 33 ans.

Trois fils très bons sujets.

Observation VI

24 février 1901.

Desf..., 46 ans, marchand de vins, a été boucher, charcutier, marchand de vins depuis quatorze mois.

Entre le 24 février 1901.

Régime : Un litre de vin par jour, deux quelquefois.

Du rhum.

Pas d'apéritifs.

Boit du lait depuis un mois.

Stigmates : Tremblement léger.

Crampes dans les jambes.

« J'ai eu des coliques hépatiques il y a quinze jours ; j'en avais eu cinq ans auparavant. J'ai beaucoup souffert. J'ai eu la fièvre et le délire. Je ne me rappelle pas très bien de mon délire. Dans mon délire je me voyais toujours volé par des cambrioleurs qui ouvraient la porte et entraient chez moi. Je les entendais parler. Je voulais me lever. J'ai vu des rats qui couraient sur mon lit. Cela a duré deux jours. J'avais la fièvre. Un médecin est venu me voir et a dit qu'il fallait me conduire à Sainte-Anne. Je croyais aller à la préfecture faire une déclaration. Je me rends bien compte que j'ai eu des hallucinations. »

Le malade est très calme, sommeil bon, pas de cauchemars.

Antécédents héréditaires :

Père mort à 57 ans, ne buvait pas

Mère morte à 50 ans, de paralysie.

Antécédents personnels :

Pleurésie à 37 ans. On a ponctionné. Il y a cinq ans crise de coliques hépatiques. Foie légèrement hypertrophié non douloureux à la pression. Pupilles égales réagissant bien à la lumiere. Ulcère variqueux à la jambe droite.

Récit de la femme. — « Il a été pris de coliques hépatiques comme un coup de foudre. Il vomissait le sang par le nez et la bouche. La fièvre l'a pris le même soir, il tremblait à ce point.

« Au bout de deux jours il a eu le délire : Il voyait des gens qui me faisaient du mal, me brûlaient, me jetaient du vitriol et me tiraient du sang du front. (Il voyait le sang couler, des individus qui rentraient dans la chambre pour le voler.)

« Il sortait *de l'eau du plafond par des trous, ça coulait goutte à goutte : des gens perçaient le plafond* pour l'inonder. *Il montrait l'eau par terre et voyait les objets mouillés.* Il voyait des fils de fer tout autour de la chambre et voulait les couper. Il voyait des chiens.

« Je l'ai gardé deux jours avec le délire, tremblement, *sueurs*, frayeur.

« Il voyait ma sœur s'approcher de lui et des amis. C'est la quatrième fois que cela le prend depuis le mois d'août. »

La première fois à la suite d'une rupture de varices.

La deuxième fois à la suite de coliques et vomissements de sang.

La troisième fois à la suite de coliques. Même délire chaque fois.

OBSERVATION VII

27 février 1901 :

L. D..., 40 ans, mouleur en carreauxde plâtre.

Régime : Le matin un marc de 4 sous.

Vin : 3 litres.

Apéritifs : pas tous les jours, 3 absinthes par semaine.

« Je me saoulais avec du vin à peu près une fois par semaine. Je buvais tout l'argent que je gagnais. »

Stigmates : Tremblement des mains.

Zoopsie.

« Il y a deux ans, au Perreux, j'ai eu un étourdissement ; des chiens voulaient me mordre, je me sauvais de mon lit pour les fuir. En rêvant je suis tombé de mon lit et les autres ouvriers m'ont levé. Ça me durait vingt-quatre heures. »

Premier internement (25 avril 1899). « Depuis 15 jours j'avais des cauchemars. La nuit je me levais souvent car j'avais peur. Je croyais partir en guerre, une autre fois *je partais en Russie sur un bateau qui naviguait sur la glace et j'avais peur qu'il sombre*. Je croyais voir des machines qui soulevaient des maisons. A la suite de ce rêve j'ai perdu connaissance et je ne sais pas où j'étais.

« Je ne sais pas le jour où on m'a conduit à Sainte-Anne. »

Antécédents héréditaires : Père mort d'une affection pulmonaire. Mère morte en couches.

Deux frères vivants, un autre mort tuberculeux.

Une sœur bien portante.

Antécédents personnels : Elevé en Bretagne. » J'ai été à l'île

Saint-Pierre faire la pêche », à 22 ans vient manœuvre chez un maçon.

Pas de maladies antérieures.

37 février 1902. — « Je suis resté une nuit dehors avec le délire. Je voyais les maisons se soulever et couler sous terre. Tout disparaissait. *Je voyais des bateaux, de l'eau, de la glace, le bateau glissait sur la mer gelée*

« Il y avait 15 jours que je ne mangeais plus, alors je buvais. »

OBSERVATION VIII

18 mars 1901 :

Man... Jean (25 ans), mécanicien.

Régime : Un litre et demi au moins par jour, quelquefois plus.

Une absinthe de temps en temps.

Une chopine de vin blanc.

Stigmates : Cauchemars.

Anotexie, pituites.

Crampes dans les genoux.

Sueurs.

« La nuit, il me semblait que des gens entraient dans ma chambre. Je tenais les serrures. Je les entendais sur le palier. Je voyais des fantômes, des masques, j'ai vu des chats. *Quelquefois il me semblait qu'on me jetait dans l'eau. Je me croyais dans un bain d'eau froide, je voyais de l'eau autour de moi, j'avais bien l'impression du froid.*

« Un soir je me suis cru poursuivi par un individu pas très grand, armé d'un fusil qui m'a tiré trois coups dans le dos, je les ai sentis comme si je recevais des plombs et *j'ai vu le sang couler sur mon paletot.* J'ai eu si peur que je me suis réfugié au poste de police. »

Antécédents héréditaires : Père buvant un peu, s'enivre quelquefois.

Mère morte à 30 ans. Cause inconnue.

Observation IX

Laur... Jean-Baptiste, 42 ans.

1re entrée 24 mai 1901.

Garçon de recettes. A été de 22 à 32 ans chez un distillateur « Je n'avais pas besoin de boire, dit-il, mais seulement de déguster. »

Régime : 1 litre de vin.

2 bitters.

1 absinthe.

Stigmates : Tremblements des mains.

Cauchemars.

Pituites.

Sueurs.

« J'ai déjà eu trois fois du délire, je chantais, je me levais. J'entends des voix qui me parlent, j'ai entendu Rothschild qui mariait sa fille à un de mes amis. J'ai vu un enterrement de 500 personnes. Il y avait 5 convois qui marchaient les uns derrière les autres, c'était la nuit. Il y avait au moins 40 corbillards à la file, on disait : « Ce sont les hôpitaux, on les enterre à la nuit. » J'ai vu des singes... *de l'eau tomber de tous les côtés, on m'en jetait, je me réfugiais partout, l'eau ruisselait sur les murs, elle ne m'atteignait pas.* »

Sa femme entendue le 8 juin confirme cette dernière hallucination : « *J'étais obligée de tenir un parapluie ouvert sur sa tête pendant toute la nuit. Il me demandait son grand caoutchouc pour se protéger. Il voyait de l'eau couler le long du mur.* »

Pas d'antécédents héréditaires, ni buveurs, ni aliénés.

OBSERVATION X

10 juin 1901.

Bat... Victor, marchand de vins depuis 5 ans ; employé avant chez un marchand de vins en gros. Travaillait dans la cave. Entre à l'asile le 10 juin 1901.

Régime : 4 ou 5 litres de vin rouge et blanc.

Pas d'absinthe.

Un amer quelquefois.

Stygmates : Pituite.

Léger tremblement des doigts.

Depuis 15 jours, dit-il, je tremble beaucoup et je ne pouvais plus travailler. Je tremblais surtout le matin. J'ai eu des cauchemars dans lesquels je croyais être à la campagne dans ma famille. Je voyais plutôt des choses qui me faisaient plaisir. Je n'ai pas entendu de voix. J'ai vu des gens dans ma chambre. C'étaient des gens de la campagne qui venaient me voir. Je leur disais bonjour et je descendais de mon lit, puis tout disparaissait. Cela a duré 3 jours, c'est moi qui ai demandé à entrer à Sainte-Anne et je suis allé chez le commissaire. »

Antécédents héréditaires : Père mort à 66 ans, ne buvait pas. Mort d'une maladie d'intestin.

Mère morte à 60 ans. 2 sœurs bien portantes, un frère qui ne boit pas du tout.

Antécédents personnels : N'a jamais été malade. Boit depuis son entrée chez un marchand de vins il y a 8 ans. Avant était employé de commerce et ne buvait pas.

Installé rue Louvois, clientèle d'employés de commerce, tailleurs, chapeliers, employés de la Bourse, graveurs.

Les occasions de boire sont nombreuses, parce qu'on joue. C'est un restaurant marchand de vins.

« Ce que je vends le plus, dit-il, c'est du vin, je n'en vends pas davantage depuis le nouveau régime je l'ai pourtant diminué de 2 sous par litre. Je le vends encore à 14 sous, 12 sous à

emporter. La liqueur la plus vendue est le rhum et le cognac.
Peu d'absinthe. Peu d'apéritifs en général. Avec les clients on
a beaucoup de mal et pas beaucoup de rapports.

Tous les clients boivent du vin, surtout du blanc. On ne
gagne pas beaucoup sur un litre de vin, 4 sous environ, sur le
lait on ne gagne pas 2 sous. »

_ Récit de la femme le 28 juillet 1901.

« Mon mari buvait beaucoup d'alcool, cognac, rhum. Autrefois, il buvait de l'absinthe. Il y a trois ans, il a été malade. Il
tremblait beaucoup. Il a eu un peu de délire. *Il voyait de l'eau
couler.*

« Cela n'a duré qu'un jour. Depuis trois ans, il n'a rien eu.
Il y a un an, il a eu une crise, il est tombé sans connaissance,
cela a duré quelques minutes.

« Quand il a bu, il est mauvais, grossier, il crie après moi, il
n'a jamais cherché à me frapper. Les derniers accidents l'ont
pris au mois de mai. Depuis quelques jours, il était malade.
Il voyait des bêtes, des gens qui venaient le voir. Il ne dormait
pas, il n'a pas été méchant. »

OBSERVATION XI

2 décembre 1901.
Lap... Jules-Pierre, 51 ans, marchand ambulant
Régime : 2 litres de vin rouge.
1 madère citron.
1 pernod.
1 petit verre de rhum.
1 verre de vin rouge le matin.
Stigmates : Tremblement des doigts.
Cauchemars.
Pituites.
Crampes dans les jambes, dans les mains.
A eu une attaque il y a huit jours. Perte de connaissance

complète. Dure une demi-heure. Le malade a uriné dans son lit.

Après l'attaque, a vu « des espèces de kroumirs avec des bandeaux comme les zouaves, avec de larges pantalons, des couteaux catalan. J'avais peur. Cela a duré 4 à 5 heures. »

Antécédents héréditaires.— Père mort à 63 ans d'hydropisie; ne buvait pas, sauf la goutte du matin. Il n'était jamais ivre.

Mère morte subitement à 66 ans d'un anévrisme.

Un frère mort à 18 ans de la maladie bleue, maladie congénitale.

Un frère boit beaucoup, s'enivre.

Pas d'aliénés dans la famille.

Antécédents personnels. — Scarlatine à sept ans. A toujours bu. A fait presque tous les métiers.

Pupilles égales, réagissant bien à la lumière.

Pas de tremblement de la langue. État général bon.

La femme a ajouté qu'après avoir vu des bêtes et toutes sortes de choses, de l'or et de l'argent, *il avait senti qu'on lui jetait de l'eau. « Ils sont à la fontaine, je les vois bien, ils m'arrosent, l'édredon est tout mouillé, retire-le moi. »* L'eau ruisselait dans la chambre. *« Retire-toi, ils t'aspergent ! »* L'eau montait davantage, il fallait retirer les objets.

Jusqu'à sept heures du matin, activité délirante, fantastique. Il sortait, courait, rentrait, courait en tous sens, se cachait parce qu'il se croyait poursuivi.

Il y a quatre ans, première attaque : vertiges le prenant au milieu de la route ; épilepsie procursive : il a parcouru toute une rue en courant, puis il est tombé. Pas de délire.

Deuxième attaque il y a un mois : plaie de la tête, perte de sang abondante, pas de délire.

Vertige. La tête lui semblait toute drôle et il tremblait.

Urinait au lit et quelquefois par terre sans s'en apercevoir. Ne mangeait plus.

18 décembre 1901. — « Tout ce qu'a dit ma femme est la vérité, c'est aussi mon métier de teinturier en plumes qui m'a fait mal. »

Observation XII

7 décembre 1901 :

Lef... Charles, 44 ans, batteur d'or.

Régime. Le matin : 2 verres de vin blanc en mangeant ;
2 apéritifs (absinthe), 1 litre de vin.
2 absinthes le soir.

Antécédents héréditaires. — Père mort à 57 ans, de l'influenza, ne buvait pas.

Mère morte à 52 ans, de congestion cérébrale, pas d'aliénés dans la famille.

Un frère mort de tuberculose.

Antécédents personnels. — N'a jamais été malade.

Teint cachectique. Conjonctives jaunâtres, myosis, pupilles réagissant très lentement à la lumière. Couperose. Amaigrissement, sueurs.

Boit depuis trois ans ; a fait du délire à la suite d'une violente hémorrhagie. On lui jetait des bouts de cigarettes, voyait des chats sur la cheminée, recevait des boulettes de papier. Se levait pour courir après les gens. *On lui jetait de l'eau, voulait partir pour ne pas être mouillé. L'eau était lancée sur son lit. Il voulait mettre les objets à l'abri.*

Le délire a duré trois jours.

CONCLUSIONS

1° Le délire alcoolique est un délire hallucinatoire toxique provoqué par l'action de l'alcool sur les centres corticaux. Comme les autres délires toxiques, il a un caractère nettement onirique.

2° L'hallucination est presque toujours d'origine psychique, centrale, provoquée par l'excitation même, directe, des sphères sensorielles.

3° Mais il faut laisser une part importante à l'action des sens eux-mêmes ou à l'action de l'excitation périphérique dans la production des phénomènes hallucinatoires.

4° Dans nos observations, l'hallucination de l'eau semble provoquée par la sudation intense que l'on observe au cours du délire alcoolique.

5° Il y a lieu de tenir compte avec soin des phénomènes d'excitation périphérique quand on se trouve en présence de cas analogues à ceux que nous avons observés et qui semblent au premier abord constitués uniquement par un délire hallucinatoire d'origine centrale.

6° En l'absence de zoopsie, la perception de l'eau relevée chez des sujets non vésaniques, peut faire pencher la balance en faveur du diagnostic : intoxication alcoolique.

BIBLIOGRAPHIE

ARAN. — Des accidents nerveux de l'urémie. *Gazette des Hôp.* 1860, pages 277 et 285.

BAFF. — Leçons sur les maladies mentales, 1876.

BAILLARGER. — Des hallucinations et des maladies qu'elles caractérisent, des causes qui les produisent, 1846 (passim)

— De l'influence de l'état intermédiaire à la veille et au sommeil sur la production et la marche des hallucinations, 1842.

BOUCHARD. — Leçons sur les auto-intoxications dans les maladies (Paris, Savy, édit., 1887.

BRIERRE DE BOISMONT. — Des hallucinations, 1862.

BROUARDEL et GILBERT. — Tome III. Intoxications.

BALLET. — *Annales médico-psychologiques*, 1880, p. 140.

— Congrès de Clermont.

DOM CALMET. — Traité sur les apparitions, tome I, page 463.

CHASLIN. — Rôle du rêve dans l'évolution du délire. *Th.* Paris,

CAUVIELH. — Du suicide et de l'aliénation mentale dans les campagnes.

DEBACKER. — Des hallucinations et terreurs nocturnes chez les enfants. *Thèse*, Paris, 1818, page 65.

DEBOVE et ACHARD. — Article alcoolisme, tome VII.

DELASIAUVE. — Deux formes graves de delirium tremens. *Revue méd.*, 31 avril 1852.

Dieulafoy. — De la folie brightique, Société méd. des Hôp.
10 juillet 1885, 11 juin et 22 octobre 1886.

— Dictionnaire des sciences philosophiques. Tome vi, article
Sommeil, 1852.

Erhard. — Sensations auditives subjectives (*Société de médecine de Berlin,* analysé dans les *Archives génér. de médecine,* mars 1886).

Faure Maurice. — Sur un syndrome mental lié à l'insuffisance
des fonctions hépato rénales. *Thèse,* Paris, 1900.

Florant — Des manifestations délirantes de l'urémie. *Thèse,*
Paris, 1891.

Foville. — Dictionnaire de méd. et de chir. pratique (art. aliénation mentale, tome i, page 45 et suivantes.)

Falret. — Des maladies mentales et des maisons d'aliénés,
page 247.

Grandier. — Histoire des diables, Amsterdam, 1716.

Klippel et Lopez. — Du rêve et du délire qui lui fait suite
dans les maladies aiguës.

Klippel. — Anatomie pathol. et pathogénie du délire alcoolique. *Mercredi médical,* octobre 1893, et congrès de La
Rochelle, août 1893.

— De l'origine hépatique de certains délires alcooliques,
Annales médico-psychologiques, 2e série, t. xx, no 2, 1894.

Lasègue. — Etudes médicales, tome ii, 1881.

— Le sommeil.

Lancereaux. — Alcoolisme in Dictionnaire encyclop. des
sciences médicales, communication à l'Académie de médecine de Paris, 1880. Leçons cliniques à la Pitié et Hôtel-
Dieu, 1881.

Leudet. — Etat mental des alcoolisés.

Liébaut. — Du sommeil et des états analogues, 1886.

Lélut. — Physiologie de la pensée.

— Mémoire sur le sommeil. *Annales médico-psychol.,* 1855.

Legrain. — Les poisons de l'intelligence. *Annales médico-psychol.* 1891-92. Hérédité et alcoolisme.

Magnan. — L'alcoolisme.

Maury. — Le sommeil et les rêves, 1889.

Manso. — Vie du Tasse.

Motet. — Cauchemar (art. du Dict. de méd. et chirurgie pratique, 1890).

— *Annales médico-psychol.* Juillet 1871, page 108.

Muller. — Traduction Jourdan (Manuel de physiologie, t. ii).

Marcel. — De la folie causée par les abus alcooliques. *Thèse*, Paris, 1848, p. 12.

Moreau. — *Annales médico-psychol.*, IIIᵉ série, t. i. Janvier 1895 et t. ii, p. 162, hallucinations dans la variole.

Michea. — Des hallucinations. *Thèse*, Paris.

Paterson. — Mémoire sur les hallucinations, trad. par B. de Boismont, in *Annales méd.-psychol.*, t. iii, p. 413.

Pinel. — Nosographie, t. ii.

Rayer. — Mémoire sur le delirium tremens, p. 13.

Raymond. — Sur certains délires simulant la folie survenant dans le cours des néphrites chroniques et paraissant se rattacher à l'urémie. *Arch de méd. générale*, 1882. p. 294.

Régis. — Les hallucinations unilatérales. *Journal de Bordeaux*, 1894.

— Congrès de Clermont, 1894.

Ch. Richet. — Les poisons de l'intelligence. *Revue des Deux-Mondes*, 5 fév. 1877, p. 82.

Ritts. — Théorie physiolog. de l'hallucination. *Thèse*, Paris, 1874.

Séglas. — Hallucinations de l'ouïe. Leçons cliniques.

— Congrès des aliénistes, Nancy, 1896.

Simon (Max). — Le monde des rêves.

Tissié. — Les rêves.

Tissot. — L'imagination, ses bienfaits et ses égarements surtout dans le domaine du merveilleux.

Toulouze. — Les causes de la folie.

Wier (Jean). — Histoires, discours, disputes des illusions et des impostures des diables, magiciens infâmes, sorciers et empoisonneurs, des ensorcelés et des démoniaques. Traduit du latin par Jac. Grévin, Paris, 1579.

IMPRIMERIE F. DEVERDUN, BUZANÇAIS (INDRE).

www.ingramcontent.com/pod-product-compliance
Ingram Content Group UK Ltd.
Pitfield, Milton Keynes, MK11 3LW, UK
UKHW022337070726
13614UKWH00003B/1077